あなたのあらゆる

困った！がなくなる

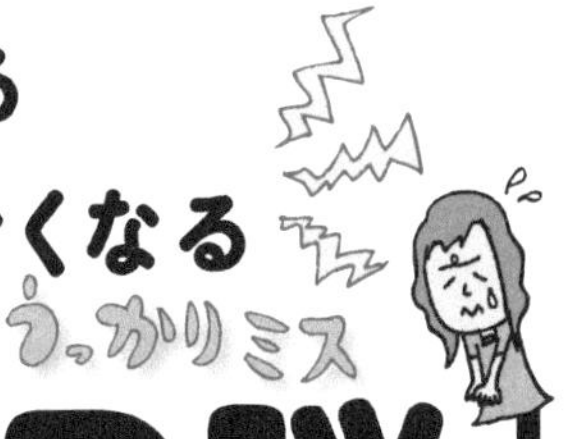

「ADHD脳」と上手につき合う本

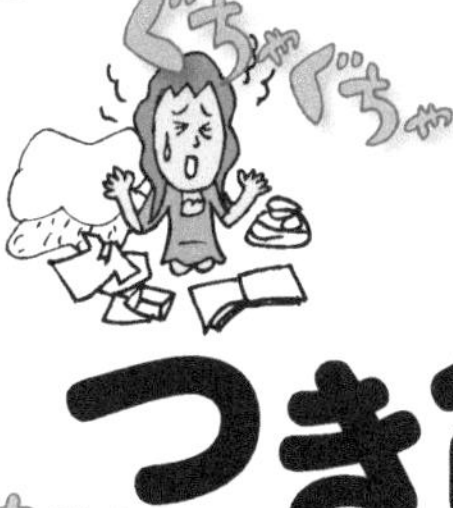

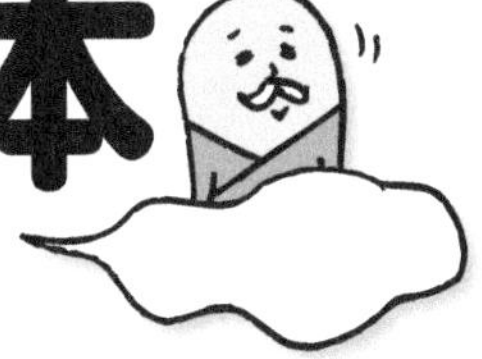

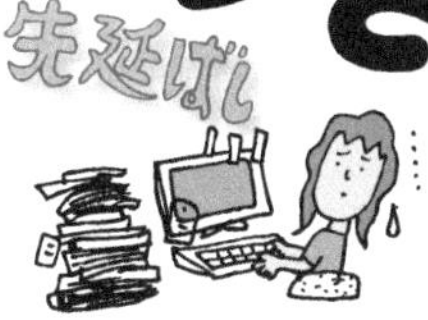

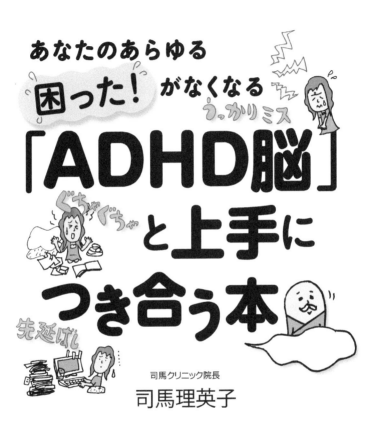

司馬クリニック院長

司馬理英子

大和出版

はじめに

「ADHD脳」って何？

〝やらなくちゃいけないこと〟ほど、だらだら先延ばし。

その代わり好きなことには夢中になって、時間を忘れちゃう。

いつもドタバタあわてて、うっかりミスばかり。

「あれ、やっておいてね」と頼まれたことも、「なんだっけ？」。

趣味もダイエットも三日坊主で続かない。

むずかしいわけではない日々の家事が、毎日の勉強が、職場のルーティンがすんなり進まず、とどこおりがち。

決してやる気がないわけじゃない。なのに、なかなか動き出せない。

これ、いったいなぜなんだろう？

そんな悩みをかかえて、ウツウツとした日々を過ごしていませんか？

自己嫌悪に陥っていませんか？


もしかすると、あなたは「ADHD脳」かもしれません。

「ＡＤＨＤ脳」とはいわばニックネーム。本書では、発達障害のひとつであるＡＤＨＤ（注意欠如・多動性障害）がもつ独特の〝脳のつくり〟をこう呼んでいきます（「ＡＤＨＤタイプ」という呼び名も同じ意味で使っています）。
病気というわけではありません。

脳のなかには、さまざまな機能を請け負う場所がありますが、「ＡＤＨＤ脳」の場合は、「毎日の決まり切ったことを繰り返しコツコツやるための場所」「日常生活をうまくこなしていくための場所」がうまく機能しません。たとえば、ルーティンワークや家事をやりとげる機能、自分の欲求、意欲や感情をコントロールする機能……それらがうまく働かないのです。

だから、やろうと思っても、なかなか始められません。
せっかく始めてもなかなかやりとげられません。
「ダメ」と思っても、がまんできません。

言ってみれば、これは「脳のクセ」のようなもの。このクセが、あなたの日常に、さまざまな〝困った〟ことを引き起こしているというわけです。

つまり、今のあなたの悩みは、「脳」のせい。
決してあなたの性格や人間性のせいではないのです。

だから、自己嫌悪に陥ったり、自分をなんとか変えようとあせる必要はありません。自分を否定し、コンプレックスを解消しようと、無理にがんばらなくてもいいのです。

大事なのは、「ＡＤＨＤ脳」のクセを知り、上手につき合っていくこと。

そして、そのためのさまざまなヒントをご提案するのが本書です。
どれも簡単なことばかりですので、どうぞお試しください。
頭と心のモヤモヤ、ウツウツが晴れ、きっとスッキリ、快適に毎日が過ごせるようになれるはずです。

司馬理英子

「ADHD脳」と上手につき合う本／もくじ

3章 「ぐちゃぐちゃ脳」をなんとかしたい！

「片づけられない」の処方箋

6章

「わがまま脳」をなんとかしたい！

「依存してしまう」の処方箋

7章

「ヘトヘト脳」をなんとかしたい!

「疲れ」「体調不良」の処方箋

8章

「トラブル脳」をなんとかしたい！
「人づき合い」の処方箋

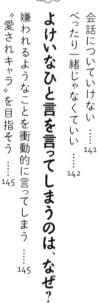

本文イラスト／斎藤ひろこ（ヒロヒロスタジオ）
本文デザイン・図版／齋藤知恵子（sacco）

プロローグ

片づけ以外にも「困った!」がいっぱい

3つの特性「不注意」「多動性」「衝動性」

ブームの片づけや断捨離の本を片っ端から熟読して、「なるほど！　そうか」とやり方はわかったつもり。

でも、いざ始めようとすると、何から手をつけていいかわからない。

まあ、明日でいいかと先延ばししてしまう。

決して「汚くたって、死にゃしない」なんて開き直っているわけじゃない。

スッキリきれいな暮らしがしたいと、泣きたいくらい願っている。

なのに、どうしてできないの？

ADHD（Attention-Deficit/Hyperactivity Disorder: 注意欠如・多動性障害）というと、こうした「片づけられない」悩みをまず思い浮かべる人が多いようです。

でも、わかっていてもできないことは、ほかにもあるのではないですか？

たとえば、やる気はあるのに、締め切りを守れない。

聞いたはずなのに、忘れてしまう。

ちゃんとやっているつもりなのに、ミスばかり。

人とうまくつき合いたいのに、すぐにイラついてしまう。

こんなふうに、部屋が片づかない以外にも、「そんなつもりじゃない」のに災難が勝手に降ってくるような気がすることはあるでしょう。まるで自分じゃないほかの誰かに、頭のなかをぐちゃぐちゃにかき回されているみたいに……。

そもそもADHDとは、

- 不注意＝集中力が持続しない
- 多動性＝落ち着きがない
- 衝動性＝待つことができない

の3つを特徴とする発達障害のひとつです。

障害といっても、知能や人間性には問題はありません。

脳の機能がアンバランス……といったらいいでしょうか。

主に脳の「前頭前野《ぜんとうぜんや》」と「側坐核《そくざかく》」で、ドーパミンなどの神経伝達物質がうまく働かないため、この部分の機能が低下してしまう。これが「ADHD脳」です。

「ADHD脳」のしくみとその特徴について、図にまとめてみましょう。

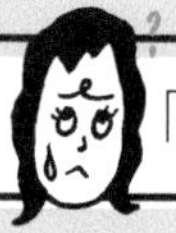

「ADHD脳」は主にこの2カ所の問題

前頭前野《ぜんとうぜんや》

記憶を整理して、これからの行動のプランを立てたり、感情をコントロールしたりする〝脳の司令塔〟

ここがうまく働かないと……

- ワーキング・メモリーが小さくなる
- 締め切りに間に合わない、遅刻する
- 落ち着きがない
- なくし物、探し物が多い

側坐核《そくざかく》

目先の楽しみに走りがちな衝動を制御するところ

ここがうまく働かないと……

- 待てない
- アルコールやギャンブルに依存しやすい
- 失言
- 衝動買い等、欲求に負けやすい

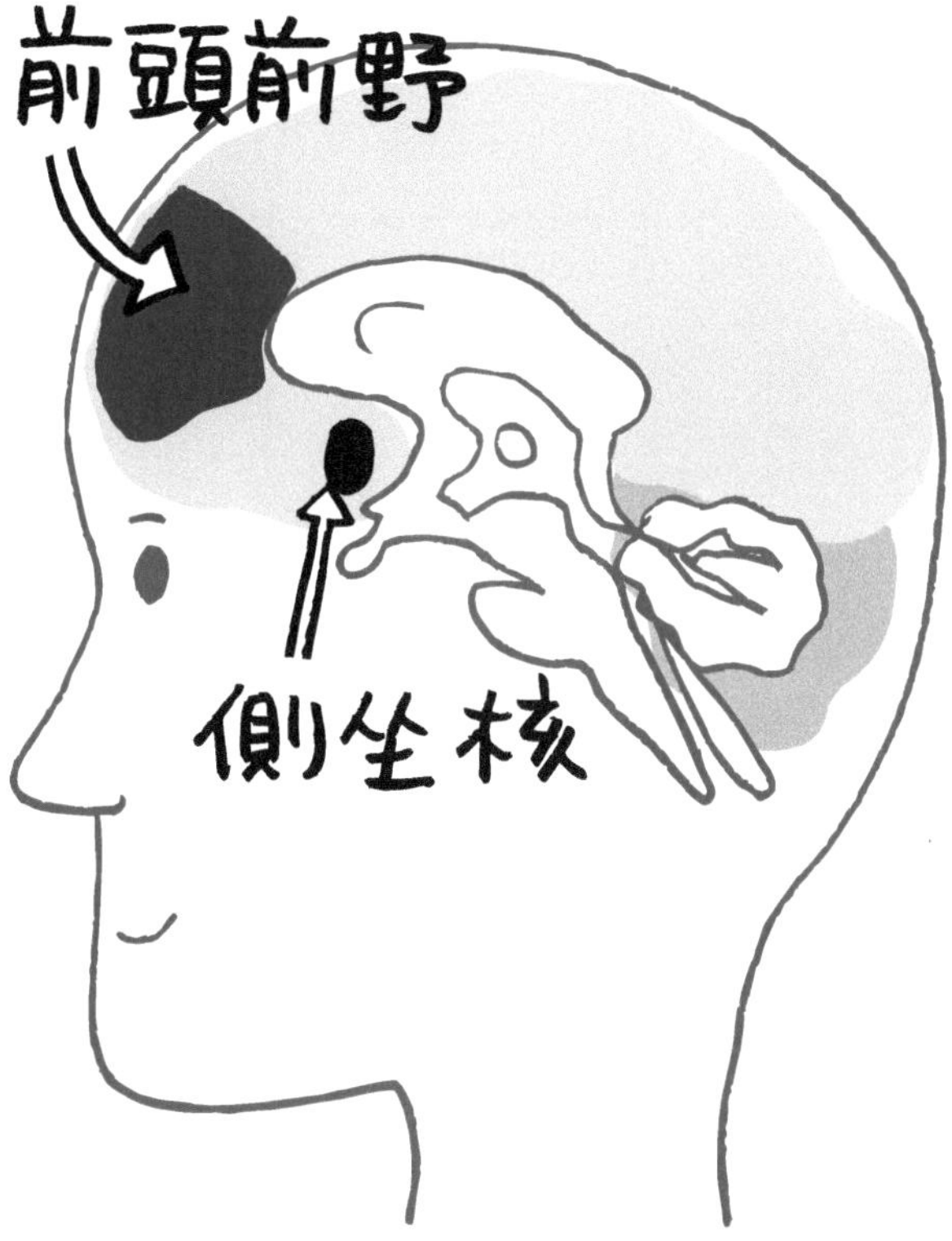
前頭前野
側坐核

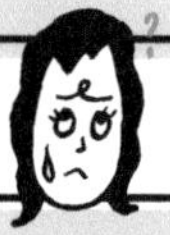

「ADHD脳」の3つの特徴

不注意

- 忘れ物、なくし物が多い
- いつもギリギリ
- 遅刻ばかり
- 気が散りやすい
- ひとつのことに集中できない
- ケアレスミスが多い
- 整理整頓が苦手

多動性

- 落ち着きがない
- 退屈なことには耐えられない
- せっかち
- いつもバタバタしてしまう

衝動性

- 思い立ったらすぐ行動したくなる
- 順番を待てない
- 相手の話を最後まで聞くのが苦手
- がまんすることが苦手

ワーキング・メモリーが小さい

また、「ADHD脳」の特徴として、**ワーキング・メモリーが小さい**こともあげられます。

ワーキング・メモリーとは、簡単にいえば脳内の〝記憶のお盆〟。今からしようとしていること、またそのために必要な、さまざまな情報や過去の経験やルールなどがそこにのせられています。

けれど、「ADHD脳」ではこのお盆が小さいので、すぐに容量オーバー。記憶がお盆からボロボロこぼれ、「えー、そんなことも忘れちゃうの？」と周囲があきれるくらい、いろいろなことを覚えていられないのです。

だから、たとえば水道の水を出しっ放しにしたまま、隣の部屋でテレビを観てアハハと笑っていたり……。蛇口を閉めるのを忘れちゃう、というより、ほかのことに気を取られた瞬間、「水を出していたこと」を忘れてしまうのですね。

もしかして、ボケた？　筋金入りのソコツ者？

いいえ。これこそ、まさに「ADHD脳」がさせたこと。

性格が大雑把だからでもなければ、ボケたわけでもありません。

要するに「ADHD脳」特有の「脳のクセ」のようなものなのです。

記憶のお盆がなんだか小さい

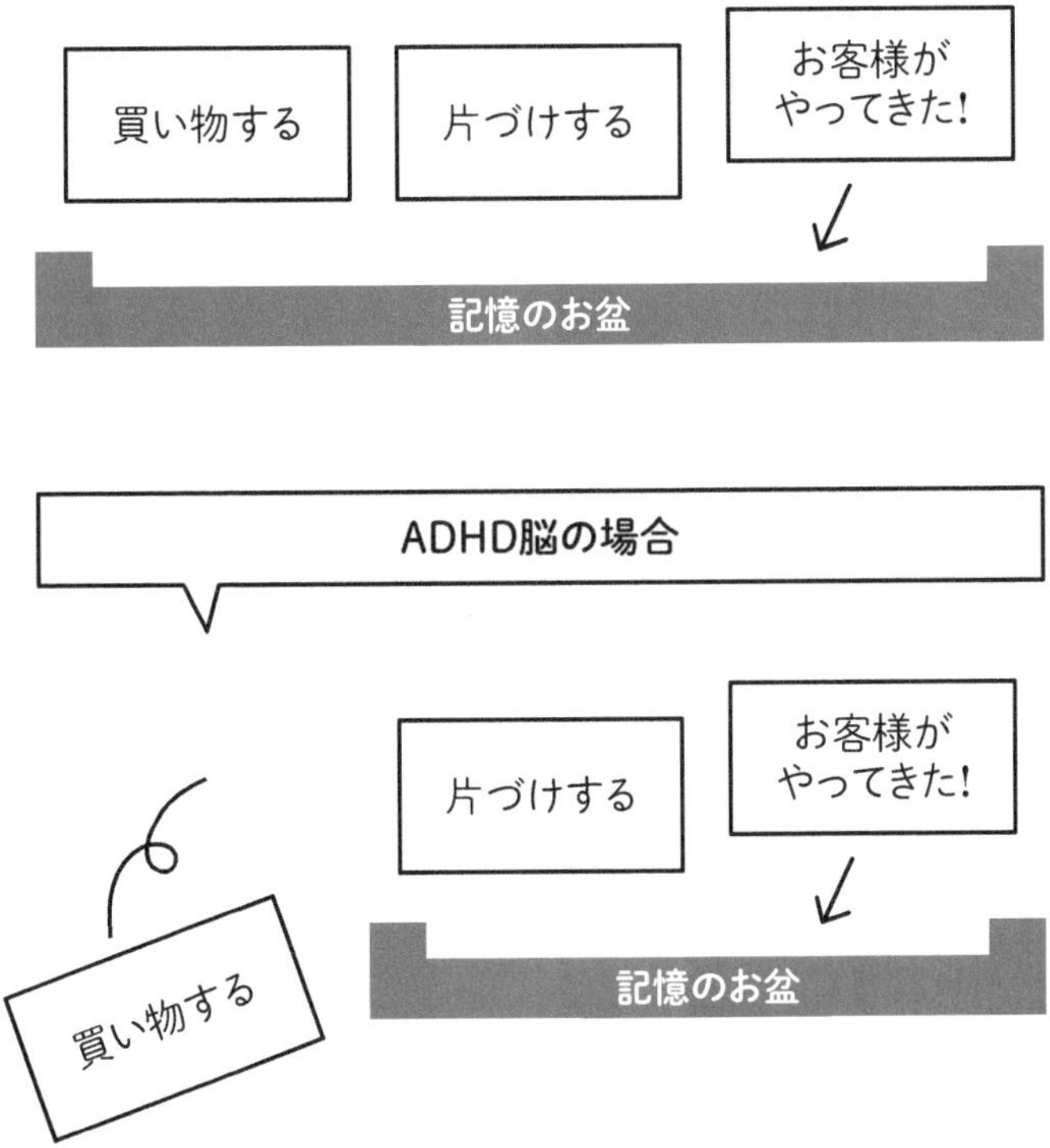

頭のぐちゃぐちゃをスッキリ片づけよう！

こんな「脳のクセ」があれこれ混じり合って、日常生活にさまざまな〝困った〟が起きているのが、今のあなたです。頭のなかも心も、なんだか散らかっていて、うまくいってない感じ……。

でも、大丈夫！　自分で自分の「脳のクセ」を把握していれば、足りないところは他の方法でちゃんとカバーできるのです。

知恵と工夫で、「頭がぐちゃぐちゃ」をスッキリ片づけましょう。

次の章からは、そのための具体的な方法を提案していきます。

1章

「グズグズ脳」をなんとかしたい！

「先延ばしグセ」の処方箋

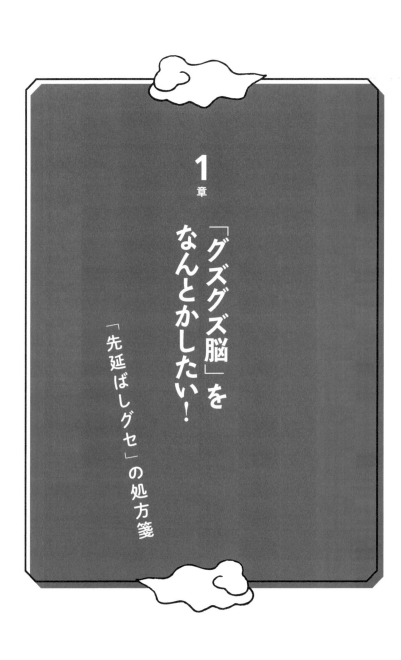

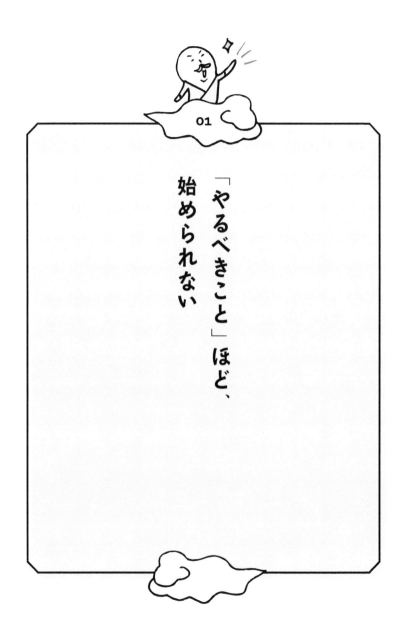

01

「やるべきこと」ほど、始められない

◯目先の楽しみについ逃げる

ちょっとしたメールの返信、経費の精算、報告書に会議資料、企画書づくり……。

とにかく、〝やるべきこと〟ほど、やろうとしてもなかなかできない。

やらなくちゃ、でもめんどくさい。心と身体がどうしても連動しない。

パソコンに向かうものの、いけないと思いつつ、ついネットサーフィン、SNSのチェック。ハッと気づけば、もう夕方。ああ、どうしよう……。

今日は定時に帰って友だちと飲みに行きたいし、まっ、明日でいっか。

しょっちゅうこんな葛藤をしているのがADHDタイプです。

大事な仕事をずるずると先延ばししてしまうのは、欲求のコントロールをする側坐核がうまく働いてくれないからかも。

やるべきことを先に片づけてしまえば、上司に評価されて気分もスッキリ！　という大きなごほうびが待っているのに、「今、楽しい」という小さなごほうびに脳が勝手に反応してしまうのです。

◯今やってスッキリしたほうが断然おトク

でも、〝やるべきこと〟を先延ばしにして逃げていても、心の底から楽しいわけじゃありません。

どこかで「どうしよう」「やらなきゃ」と心はチクチク。

ただでさえ小さなワーキング・メモリーがネガティブな感情でいっぱいになってしまい、ほかの人より罪悪感を強く味わいます。

ちょっとがまんすればすむ目先の楽しみくらいで、こんなに胸がざわついちゃう。これってソンだと思いませんか？　こんなことなら、今ちょっとがんばってやってしまって、後で大きなごほうびをもらったほうが断然トク。

中途半端でもいいのです。まず手をつけること。

たとえばメールや手紙の返信は、時間があくほど相手の信頼を損ねてしまいます。

どう書くか悩んだときも、「後でじっくり考えてから」ではなく、とりあえず受け取ったむねとお礼だけでいいのでその場で返信しましょう。その場合は、「後ほど改めてご連絡させていただきます」などの定型文をつくっておくと便利です。

どこから手をつけていいかわからない大きな仕事は、まずは〝やるべきこと〟を小さなタスクに分けて書き出してみます。

書いたら、そのなかでも比較的簡単にできそうなことから始めましょう。ひとつでもクリアできれば、仕事全体のハードルはぐっと下がるはずです。

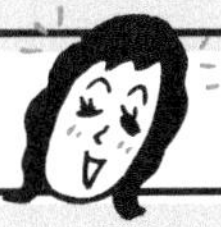

手をつければ、安心できる

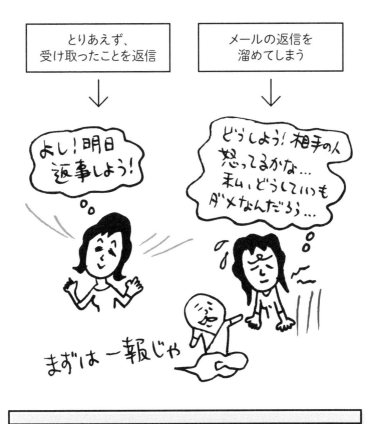

とりあえず、受け取ったことを返信	メールの返信を溜めてしまう

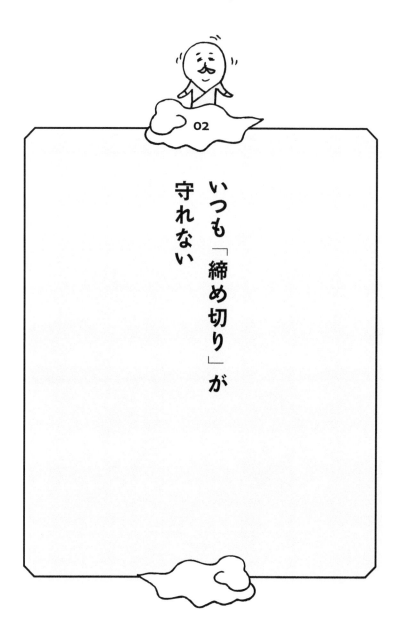

02

いつも「締め切り」が守れない

○時間を見積るのが苦手

「頼んだ書類、まだ？」

「報告書の提出、いったいいつまで待たせるんだ！」

周囲をイライラさせて、「すみません」とあやまってばかり。

やればできるのに、なぜやれないのだろう？

その原因のひとつは、見積りの甘さです。

「大丈夫。こんな書類、半日もあればできるから」と余裕しゃくしゃくでいても、実際、手をつけてみれば、ただ最初にデータを入力するだけでも時間オーバー。

作業の途中で電話やお客様の応対もしなければいけないし、ほかのルーティンワークもこなさなければいけません。

半日でできるなんて、いったい何を根拠に？　要するに〝読み〟が甘いのです。

ちゃんと時間を読める人は、「データ入力だけで○時間、お客様と話し込む場合もよくあるし……」などと、さまざまな過去の体験を集めて総合的に分析し、「だいたい○時間はかかりそう」と、ざっと予測が立てられます。さらに予期せぬトラブルや体調不良の可能性にも気を配り、スケジュールに余裕をもたせます。

ところが、ＡＤＨＤタイプはそんな思考プロセスができません。

だから「任せて、できる」と安請け合いしてしまう。

「ついでに、そっちの書類もやっておきます」などとほかの仕事まで引き受けて、収拾がつかなくなることもあります。

◯悪気はないのに、遅れちゃう

仕事の締め切りだけではありません。

人との待ち合わせにも、いつもギリギリセーフか間に合わない。

これも、出発前に支度する時間や電車の乗り換え時間などが〝読めない〟ため。

過去の経験を踏まえれば、余裕をもって早めに家を出るべき。ゆっくりお茶なんか飲んでる場合じゃない！


でも、本来そんな指令をてきぱき出してくれるはずの脳の前頭前野が、ほかの人よりのんびり屋さんなのです。


決して性格が悪いわけじゃない。悪気があるわけでもない。相手をないがしろにしているつもりもない。

なのに、約束を守れなくて「ああ、またやっちゃった……」。

こんな日常、なんとか片づけたいものですね。

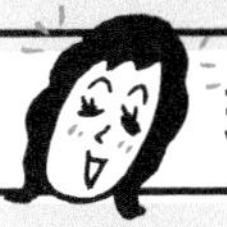

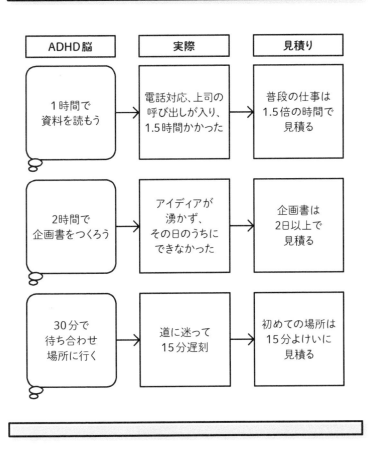

現状に合わせて、見積りを変える

ADHD脳	実際	見積り
1時間で資料を読もう	→ 電話対応、上司の呼び出しが入り、1.5時間かかった	→ 普段の仕事は1.5倍の時間で見積る
2時間で企画書をつくろう	→ アイディアが湧かず、その日のうちにできなかった	→ 企画書は2日以上で見積る
30分で待ち合わせ場所に行く	→ 道に迷って15分遅刻	→ 初めての場所は15分よけいに見積る

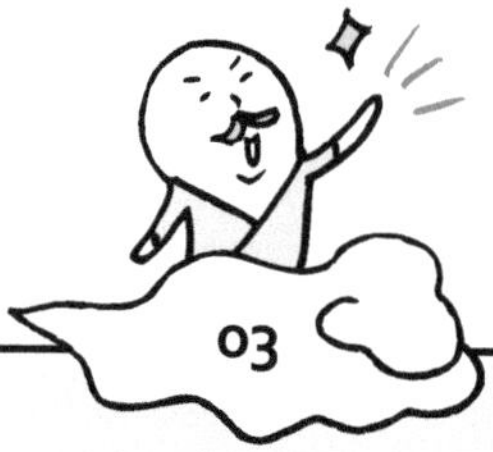

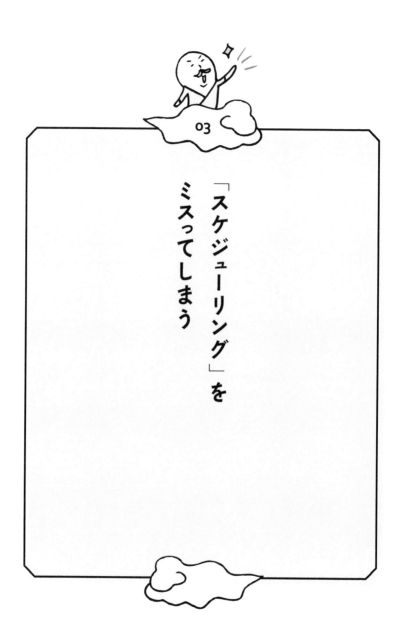

03

「スケジューリング」を
ミスってしまう

○「優先順位」の見極めが肝心

自分の脳のクセがわかったら、「大丈夫、できる！」なんて根拠のない自信に頼っているわけにはいきませんね。

仕事を引き受けたら、まず締め切りから逆算して、何を、いつやればいいか全体のスケジュールを立てましょう。

まずひとつひとつのタスクをリストにしてみてください。リストができたら、優先順位の高いものから番号をふっておきます。

というのも、ＡＤＨＤタイプは、得意なものから先にやり始める傾向があるからです。夢中になると時間を忘れて、ついそればかりに集中してしまう。ほんの5分のつもりが、気がついたら1時間たっていた……なんてこともざらです。

でも、これでは苦手なタスクにまで手が回らないまま時間切れになる可能性も。好きなもの順ではなく、優先順位の高いものからスタートさせるプランを立てましょう。

緊急度の高い作業はどれ？　時間がかかりそうなものは何？

優先順位は、そんな基準で考えるといいですよ。

○「マイ締め切り」をつくろう

また、スケジュールを立てるときに大切なのは、実際よりも前倒しで締め切りを設定することです。

大きな仕事なら、余裕をもって前日までに。

待ち合わせなら、どんなときも必ず10分前を目指す。

それでも不測の事態は起こるものです。スケジュールを立てるときは「あれも、これも」とすき間なく詰め込まないように。

ゆとりをもたせてスケジュールを立てておけば、あせってドタバタしやすい心も落ち着いていられます。

○得意な人に頼っていい

大事なのは、あなたがひとりでがんばることより、期限通りに仕上げること。

自分ひとりでかかえ込まなくてもいいんです。無理をしてもできなければ、自己嫌悪に陥るだけ。それより人を頼りましょう。

思い切って「手伝って」と声をかけてみてはいかがですか？

あなたが苦手なことでも、社内にはそれが得意な人が必ずいるはずです。

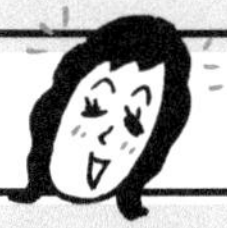

仕事を整理する3つのステップ

ステップ1　「リスト化」する

- 一見大変そうな仕事も、やることを小分けにしてみる
- ひとつひとつの仕事の所要時間を見積る
- アイディア出しなど時間が読めない仕事も
  とりあえず見積って、できなければ次のタイミングに

ステップ2　「優先順位」を決める

- 「やりたい仕事」より
  「やらなきゃいけない仕事」をさっさと片づける
- ムダな仕事は思い切って、やらない。
  理想の8割くらいできればOK
- 簡単にできて、達成感の味わえる仕事をはさんで、
  モチベーションアップ

ステップ3　「マイ締め切り」を設ける

- 公の締め切りと自分の締め切りは一緒にしない
- 明日いっぱいの締め切りならば、
  今日いっぱいをマイ締め切りに
- 締め切りまでに終わらない仕事は
  早めにほかの人にお願いする

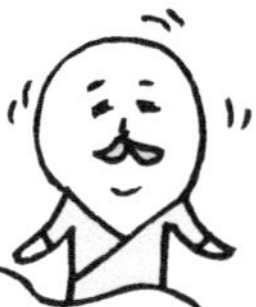

04

実は家事を、溜めています……

○ルーティンワークが何よりつらい

食事するたびに、シンクに洗い物がどっさり。

毎日洗濯機を回しているのに、翌日になれば、また洗濯物の山。

家事って、生きてる限り永遠に終わりがない戦いなんですね、ハァ……。


そんなふうにため息をついている人はいませんか？

わかります。ＡＤＨＤタイプはランナーでいえば短距離走者。瞬発力でパッと何かするのは得意でも、決まり切った仕事を毎日コツコツ続けるのは何より苦手。

好きなことや得意なことならまだしも、洗い物や洗濯物のような〝やらねばならない〟ルーティンワークは、なぜかつらい。

いっそ「見なかったふり」をしたい。

でも、やらなきゃ、洗い物も洗濯物もずっとそのまんま。

なんとかするしかありませんね。

○一般常識より「マイルール」でいこう

「完璧にしなきゃ」と思い詰めることはありません。

誰でも得意なこと、苦手なことはあるのです。

お皿洗いが苦手なら、なるべく食器を使わない食卓にしたっていいじゃないですか。ひとり暮らしなら、大きめのワンプレートにすべてのっけて〝カフェめし風〟にしてもオシャレ。家族と一緒でも、ひとりにつき「お茶碗1個、お椀1個、お皿2枚」などと決めてしまえば、洗い物がラクになります。

◯一番大切なのは、がんばりすぎないこと

洗い物の山を見るたびに気持ちがドッと落ち込むくらいなら、いっそ使い捨ての紙皿を利用して、シンクはいつも空っぽにしてしまえばいいのです。

洗濯物も、朝忙しくて時間がなければ、夜やって部屋干ししてもＯＫ。

干すのが面倒なら、乾燥機という便利なお助け家電に頼りましょう。

また、「明日また着るのに、どうしていちいちたたまなきゃいけないの？」が本音のあなたは、ハンガーに干してそのまま収納してしまう方法はいかがですか？

一般常識はどうであれ、あなたのやりやすい「マイルール」でやっていくのもいいでしょう。

大切なのは、無理しないこと、がんばりすぎないこと。自分を責めずに、イライラ、ウツウツしないで、毎日を明るく楽しく生きることなのです。

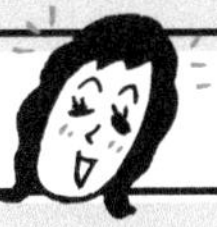

「常識通り」じゃなくていい

食器洗いがむずかしい

- お皿はワンプレートでOK
- なるべく食器は増やさない
- 下ごしらえは鍋を出さずに、レンジでチン
- ホームパーティを開くなら紙皿、紙コップ
- 思い切って食洗機を買ってしまう

洗濯するのがむずかしい

- アイロンのいらない服をチョイス
- 乾燥機で作業時間を短縮
- ハンガーに干してそのまま収納
- たたまずカゴに収納
- バスマットは使わない
- ワイシャツはクリーニング屋さんへ

片づけるのがむずかしい

- ボックスに入れて、とりあえず見た目をきれいに
- 迷ったら、捨てる
- 掃除機をかけるのがイヤなら、ロボット掃除機にお任せ
- 一度業者さんに片づけてもらうのもアリ

Column 1

Only Handle It Once.
〜一度だけ触る！

職場では大きなプロジェクトを引っ張る凄腕ビジネスマン。それなのに、細かい事務処理となるとまったくのお手上げ……。

ＡＤＨＤタイプのなかには、そんな人がいます。単純作業が極端に苦手なのですね。

引っ越ししたら、公共料金の自動引き落とし手続きを忘れちゃう。

郵送されてきた振り込み用紙は、封も開けないまま紛失。

おかげで、お金がないわけじゃないのに滞納。

督促されて大あわて……という具合です。

単純な事務作業は、後回しにしないこと。

英語では、「Only handle it once.（一度だけ触る）」という表現があります。

要するに、請求書や振込用紙などは、一度手にしたらそこから手を放さず、その場で処理してしまうことが大事、ということ。

ほかにも、結婚式、パーティなどの招待状の返事、会費や税金の納入、アンケート用紙の回答など、「いつでもできる」と思うことほど、すぐやりましょう。

また、美容院や歯医者の予約、粗大ゴミの申請など、日常生活の細々とした作業を忘れてしまうこともあります。

これも、「やらなきゃ」と思った時点で、即予約。

「後で」はやめにしましょう。

2章

「うっかり脳」をなんとかしたい！

「ケアレスミス」の処方箋

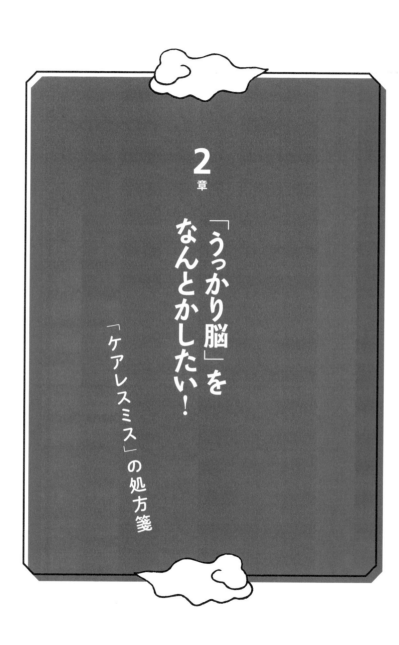

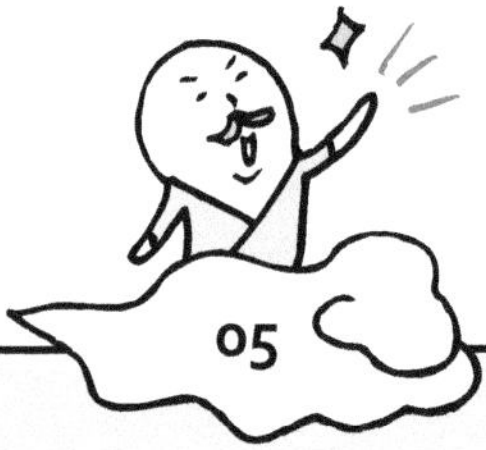

05

「できない人」だと思われたくない

○気をつけているのに直らない

単純な誤字脱字から、書類の記載ミス、計算間違い、メールの誤送信……。

能力も常識もあって、テキパキできることも多いのに。

でも、なぜかうっかりミスを繰り返してしまう。

たまにならら笑って許せても、しょっちゅうだとまわりも「また？」「この人、大丈夫？」とあからさまに迷惑顔。自分でもつくづくイヤになってしまう。

本人は自覚して、気をつけているつもり、確認したはず。

それなのにいっこうに改善しないのは、なぜなのでしょう？

○ミスの対策ノートをつくる

単純作業や面倒でつまらない仕事だと、ついつい注意力が散漫になりやすいのがADHDタイプです。

また、ワーキング・メモリーが小さいため、一度やった失敗を覚えていられないのも、ケアレスミスを繰り返してしまう原因です。

自分の記憶に頼らず、ワーキング・メモリーをバックアップするために、ミスの対策ノートをつくりましょう。たとえば、

「業務報告を書いたら、最後は印鑑を押すべし」

「メールは送信ボタンを押す前に、もう一度宛先確認すべし」

「急いでいるときほど、ダブルチェック」

など。ノートは何度も開いて読み返して予習・復習するのも忘れずに。

苦い経験も学びに変えて、今後に生かしましょう。

◯ ポジティブワードで再発防止

ミスを叱責されたりクレームがきたりすると、「どうしよう……」と気が動転してオタオタ。頭のなかが真っ白。注意力がよけい散漫になって、ミスの上塗りをしてしまうことも多いものです。

こんなときは、あせらず、まずは気持ちを落ち着かせましょう。

「まず、落ち着け！」

「次、集中！」

「今度はやれる！」

こんなワードで、自分を励ましてあげてください。

くれぐれも「私ってダメ」と自分を責めないこと。

自己嫌悪もまた新たなミスを呼ぶきっかけになってしまいますよ。

自分を責めると、ミスが増える

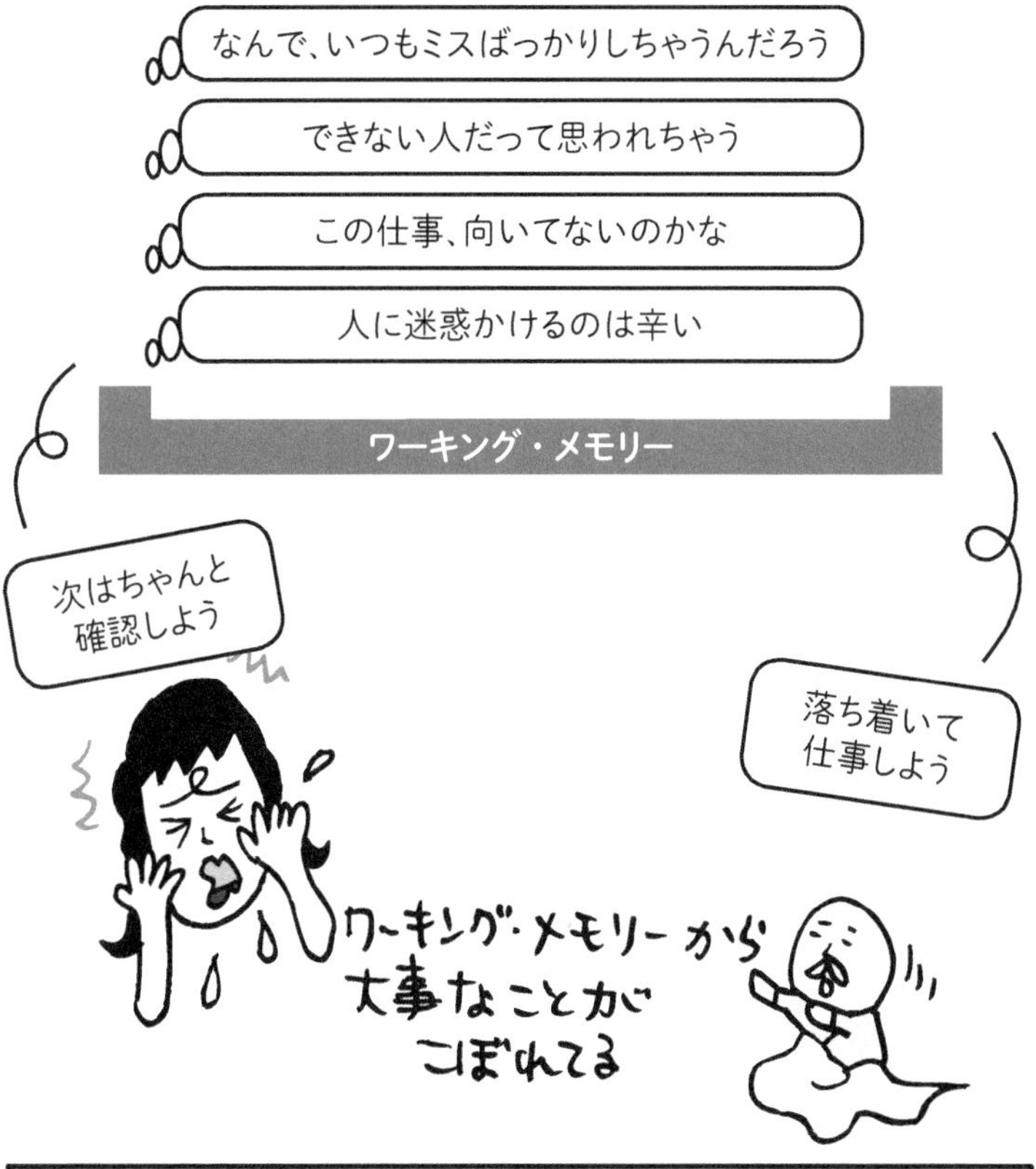
なんで、いつもミスばっかりしちゃうんだろう
できない人だって思われちゃう
この仕事、向いてないのかな
人に迷惑かけるのは辛い
ワーキング・メモリー
次はちゃんと確認しよう
落ち着いて仕事しよう
ワーキング・メモリーから大事なことがこぼれてる

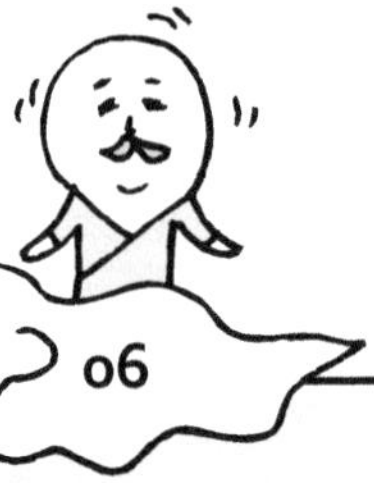

06

いつも「ドタバタ」してしまうのは、なぜ？

○とにかく待つのが苦手

なかなかこないバスにイライラ。

スーパーのレジの順番待ちでも、「まだか、まだか」と貧乏ゆすり。

会議では人の話を最後まで聞けずに、ボールペンをカチカチさせてせわしない。

何をそんなにあせっているんだろう……。

ＡＤＨＤタイプは、脳の時計の進み具合が独特なんですね。

ほかの人にはほんのわずかな時間も、拷問にあっているように長い。

だから、ゆったり待つなんてとてもムリ。朝の通勤電車は、ワーッと走ってドアが閉まりかける寸前に飛び込めれば、「やった！　ラッキー」。車を運転していても、黄色信号なら当然「進む」。

だけど、ギリギリすぎて電車に乗れずに遅刻するのもしょっちゅう。前の人を押しのけてしまったことには気づけない。

無謀な運転で、事故を起こしてしまうこともあります。

○「走る」より「歩く」ほうが早いことも

イライラ、ドタバタはＡＤＨＤタイプの多動性や衝動性からきています。

でも、そんなにせっかちに動き回っても、結局遅刻して、怒られる。あわてても、いいことはありません。

山登りにたとえれば、元気なうちはひとりで先頭立ってせかせか登るのに、がんばりすぎて途中でバテるようなもの。先に着くのは、同じ速度で歩いた人のほうなのです。

○朝は「時間割り」通りに動いてみる

〝巻き〟がかかった日常の時間を、一定のペースに戻しましょう。

とくに忙しい朝は、あわててパニックになりがちです。

「顔を洗う」「歯を磨く」「お化粧する」「着替える」などの朝のルーティンな作業はタイムテーブルをつくっておきましょう。

あせるとワーキング・メモリーの記憶が吹っ飛んで、簡単な動作も忘れてしまうことがあります。たとえば「化粧水をつける」のような、ほかの人が無意識にしていることまで、不思議にもついうっかり……。あるんです、そんなこと。

ですから、細かい行動もすべて書き込んでおいたほうが安心です。

また、時間設定にはゆとりをもたせておきましょう。あまりキツキツにして、家族に八つ当たりしてもいけません。

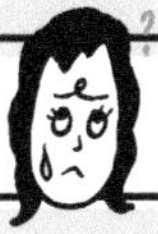

「多動性」「衝動性」からくる行動

- □ 講演や会議などでじっとしていられない
- □ 行列に並ぶのが苦手
- □ つい急ぎ足で歩いてしまう
- □ バタバタ動いているときと、ダラダラしているときの差が激しい
- □ 人の話を遮ってしまう
- □ 思いつきで行動する
- □ いくつものことを同時にやろうとしてしまう
- □ どれも中途半端で終わる
- □ せっかち
- □ 欲望に負けやすい
- □ 他人を自分のペースに巻き込みがち

07

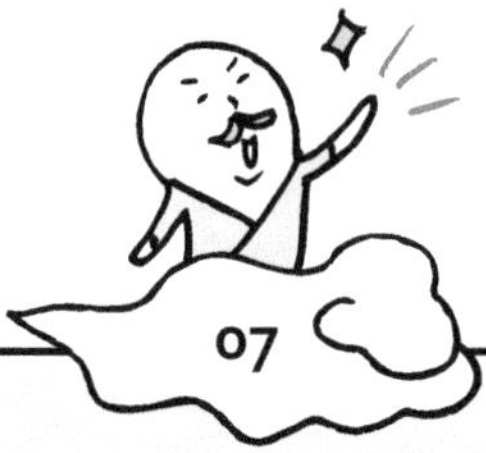

ADHDタイプは、刺激に弱い!?

◯なかなか集中できない理由

「よし、今日はこの資料を全部読むぞ！」

と決意したものの、「つまらないなぁ」と感じると気もそぞろ。

そこに、社内メールで忘年会のお知らせが届けば、「ナニナニ、この店って評判どうなの？」とネットのグルメサイトを検索してしまう。

ふと、天井を見上げて、「蛍光灯、取り換えておこう」と思いつく。

そして、隣の席から「合コン」の言葉が聞こえてくれば、「ああ、週末の合コン、何着ていこうかなぁ」と妄想に入ってしまいます。

気づけば、デスクの上にはページを開いたままの資料……。

これじゃあ、いつまでたっても仕事が片づきません。

◯よけいな雑念をシャットアウト！

脳には、外部の情報から必要なものだけを選び取る、一種の〝フィルター機能〟がついています。でも、ＡＤＨＤタイプはこの機能が未熟です。

だから、次々と入ってくる外からの刺激にいちいち反応して注意力が散漫に。

ひとつのことになかなか集中できません。

脳に頼らず自分で〝フィルター機能〟を工夫しましょう。

まわりの刺激をできるだけ遮断する工夫をしてみるのです。

- 可能ならパーテーションで区切って自分のスペースをつくる（観葉植物でも少しは違う）
- 空いているミーティングルームなどがあったら借りる
- 耳栓をする（ちょっと集中したいので耳栓をつけてますと断っておく）

こうしてなるべく飛び込んでくる情報を遮断して、自分なりの工夫で、集中しやすい環境をつくってみましょう。

また、興味がない仕事に向かうと、とたんに眠たくなったりボーッとしてしまうことがあります。そんなときは、たとえば読むべき資料を拡大コピーしてみるのも手。文字が大きく視界に迫ってくれば、眠気も吹き飛ぶかもしれません。

ムリせずところどころで休憩タイムをはさむのも、集中力を持続させるコツです。

睡眠時間を十分にとっていない睡眠不足の人も多いので、気をつけましょう。後でお話ししますが、夜更かししてしまうのもADHD脳の特徴です。いつも体調をベストの状態にしておくように、意識することが大切です。

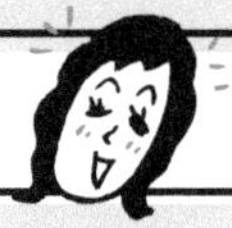

外からの刺激をコントロールする

聴覚

- 耳栓をする
- イヤフォンでクラシックなど邪魔にならない音楽を聴く
- 空いているミーティングルームやカフェなどに移動する
- 電話の呼び出し音は最小、スマホはマナーモードに

視覚

- デスクの上はスッキリ片づけておく
- 今やっている仕事関連の資料以外は出さない
- 資料を拡大コピーして読みやすく
- 文房具などは必要最低限に
- デスクライトで書類にスポットライトを当てる

その他

- 途中で席を立たずにすむように、
  必要なものは最初にそろえておく
- インターネットをあえて切っておく
- 適度に退社後の予定を入れて、
  仕事を終わらせなければならない状況に

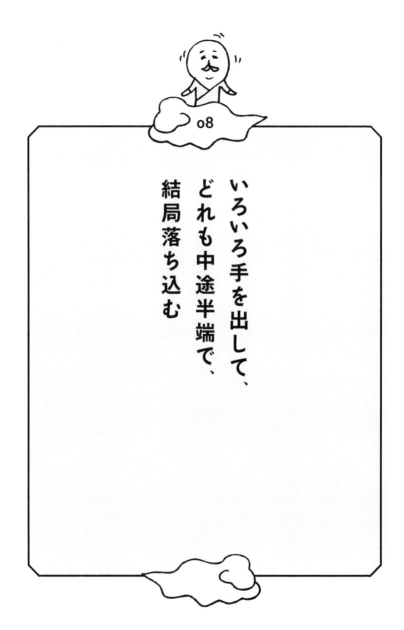

08

いろいろ手を出して、どれも中途半端で、結局落ち込む

◯「あと2割」をやりとげよう

次々と斬新なアイディアがひらめく。

思い立ったらもの怖じせずに、即、行動する。

やりたいことには、前例がないなどと言わずに積極的にチャレンジする。

これらは、ＡＤＨＤタイプの素晴らしい長所です。

ただ、好奇心旺盛でフットワークが軽いのはいいのですが、あまりにも「あれも、これも」といろいろなことに手を出しすぎる傾向も。

やってみたのはいいけれど、途中で飽きてしまって、結局どれも中途半端……なんてことがよくあるのです。

8割やっても、あとの2割ができないままでは、「やった」ことにはなりません。

せっかくやるなら、ひとつひとつを終わらせましょう。

もし、いつも最後の2割を誰かが代わりにやったとしたら、その人の手柄になるかもしれません。名誉が抑えの投手に行ってしまうことになるのです。

◯「終わらせる」って実は心地いい！

どれも中途半端になってしまうのは、脳が「今、これをやっている」と覚え続けていられないからです。たとえば、書類を読んでいて電話が鳴ると意識がポンとそちらへ向かい、電話が終わってももとの作業に戻れません。

こんなときは、電話に出る前に一拍おいて、今読んでいた箇所にフセンを貼っておきましょう。そうすれば、脳は忘れていても視覚で「そうだった。今これを読んでいたんだ」と思い出せるはずです。

こうして、まずは意識を「戻す」こと。わき道に入って、もとの道に戻ることを忘れてしまわないようにしましょう。

意識をもとの場所に戻したら、今度は最後まで「終わらせる」ことを心がけてください。

○仕事に句点を打っていく

また、始めはワクワクやっていた仕事も、途中で興味が薄れてきて、なかなか進まなくなるということもあります。

ひとつひとつのタスクに「。」の句点を打っていくつもりになるといいでしょう。「。」が打てるまでは、終わりじゃありませんよ。

実行中のタスクをリストにしておき、終わったら消していくのも、「。」を打つのと同じ効果があります。

「よくできました」のシールを貼っていくのもいいですね。

「よし！」「終わった！」

とひとつひとつを終了させるのは、達成感があって心地いいものです。

この心地よさを味わえば、あなたにもきっと〝終了グセ〟がつくはずです。

○達成感が新たな力になる

じつは達成感はＡＤＨＤタイプが経験することの少ない感覚なのです。

他の人々はこの「ひとつできた」という感覚から大きな力を得ています。

ひとつできると、次をやりたいという気持ちになります。

ひとつの山に登り、次はあの山に登りたいと、達成したい目標がつながっていくのです。


達成感をつなげていくこと。こうすることで、モチベーションを維持することができます。


なにも、達成感を得られるのは、大変な仕事ばかりではありません。

「気になっていた不燃ゴミを捨てた」

「お気に入りのハンカチにアイロンをかけた」

こうした日常のささやかな家事も、次のことをやる力になることが多いのです。

Column 2

マイナスの特徴は素晴らしい才能に変わる

偉大な発明・発見をしたエジソンやアインシュタイン、新しい時代をつくった坂本龍馬、独創的な作品を生み出したピカソやダヴィンチなど、過去の偉人のなかにもADHDタイプといわれる人が数多くいます。

マイナスに思われがちな特徴も、いい方向に働けば、誰にも真似できない才能に変わるのです。

●多動性→エネルギッシュ

いつも元気いっぱい。好きなことなら疲れ知らずに取り組めるので、頼りがいのあるリーダーに。また、まわりの人を笑わせるムードメーカ的存在になる人も。

●衝動性→フットワークがいい

慎重に考えすぎて動けない人が多いなか、思い立ったら即行動！　会いたい人にも臆せず会いに行けるフットワークの軽さで、人脈も広がります。

●不注意→ひらめき

ひとつのことを継続させるのが苦手で、興味の対象がクルクルと変わってしまう。でも、別の見方をすれば、これは直感力。独創性にあふれた新しいアイディアを生み出す原動力になります。

また、注意が持続しない忘れっぽさは、根にもたないさっぱりした性格にも通じます。

3章

「ぐちゃぐちゃ脳」をなんとかしたい！

「片づけられない」の処方箋

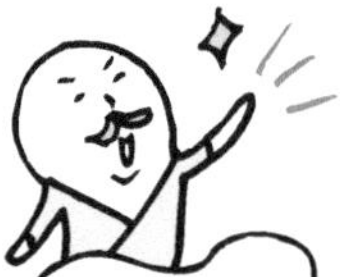

09

気がつくと、散らかっている

○ 意識のターゲットがくるくる変わる

「私がいるだけで、部屋がまたたく間に散らかってしまうんです」

とため息をついた患者さんがいました。

テーブルの上はゴチャゴチャ、床に洋服と雑誌が一緒くたに散らばり、なぜか飲みかけのペットボトルがあっちにもこっちにも……。

散らかすつもりなんかない。なのに、どうしてこうなっちゃうの？

原因のひとつに、ADHDタイプ特有の「衝動性」があります。

玄関のカギを開けた瞬間、「あのドラマ始まっちゃう」と意識がポンとテレビに飛んで、カギは無意識にそのへんに放置。

「あー、のどが渇いた」と冷蔵庫から取り出したペットボトルをひと口飲んだら「マニキュアしよっと」と、ペットボトルの存在はスルリと抜け落ちる。

こうして気分のおもむくままに次から次へと意識のターゲットが変わり、さっきまで手にしていたモノの存在が〝消えて〟しまうのです。

だから、ほら、「なんで冷蔵庫の中にテレビのリモコンが⁉」なんて、あらぬところにあらぬモノが！　この繰り返しで、部屋がどんどん散らかってしまいます。

◯ 0・5秒立ち止まってみよう

モノを使ったら、もとに戻す。

ADHDの人にはむずかしいことですが、ぜひこれをやってみてください。

ワープしそうな意識をグッと押しとどめて、終わらせることを意識しましょう。

扉は「開けたら、閉める」、電話は「出たら、切る」。それと同じ。始めたことは、ちゃんと終わらせるのです。

ほんの0・5秒、意識を「終わらせる」に向ける。

モノをもとに戻すには、あらかじめ「カギはここ」「スマホはここ」と、収納場所をきちんと決めておくことが大切です。

ADHDタイプは、モノの大きさや形状などを把握する「空間認知」が苦手です。

だから、「これは衣類系」「これはお化粧関係」「これは書類などの紙類」など、同じタイプのモノを直感的に見分けて、その場でサッと収納する、なんてむずかしい。

だからこそ、最初から収納計画を立てておきたいのです。

場所が決まったら、ひと目で何がどこにあるかわかるように、目立つラベルを貼っておきましょう。

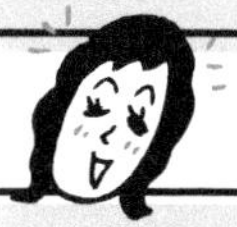

その0.5秒が決め手になる

☐ ボールペンをペン立てに戻す
☐ リモコンはリモコン置きに戻す
☐ 机の引き出しをしめる
☐ 脱いだ靴を揃える
☐ 脱いだ服を脱衣カゴに入れる
☐ 使ったティッシュをゴミ箱にポン
☐ 鍵を鍵置きにかける
☐ かばんをかばん置きに戻す
☐ 使ったお皿はすぐ流しに
☐ ざっと浴槽を流して、お風呂から出る
☐ トイレのついでに便器もふく
☐ ベッドから出たときに、布団をさっと整える
☐ ペットボトルは飲み終わった瞬間にラベルをはがす
☐ 床に落ちているゴミは見つけたその時に拾う

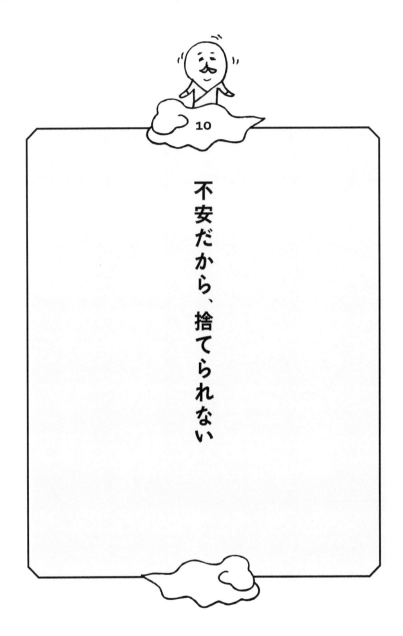

10

不安だから、捨てられない

○手放すのが怖い

着なくなった服、かかとが傷だらけの靴、雑誌、空き箱……など、なんでもかんでも溜め込んで捨てられない。

だって、いつか着るかも、必要になるかも、修理すれば使えるかも……。

頭では「とか言って、結局使わないのよねぇ」とわかっている。

でも、捨てるなんて「もったいない」と感じてしまう。何より「いざというとき、なかったらどうしよう」と思うと不安だし、手放すふん切りもつきません。

このように、思考ではなく感情にしばられるのも、ADHDタイプの脳のクセです。

一念発起して「さあ、捨てるぞ！」と不要なものを手にしても、そのとたんものにまつわる思い出にどっぷり。「はぁ、あの頃は良かったなぁ」なんて回想モードに入って、結局捨てられないなどということも。

これではいつまでたっても部屋は片づきません。

○「ルール」に従って捨てる

感情ではなく、ルールに従いましょう。

時間、空間、実用性……いずれかの観点から「捨てるもの」「捨てないもの」の自分なりの判断基準を決めてみてください。捨てるルールさえ決まれば、迷いません。

●時間のルール

洋服……3年間着なかったら捨てる

雑誌……3カ月前のものは捨てる

●空間のルール

洋服……・ハンガーの数を決めて、それにかからないものは捨てる

・クローゼットに入らないものは捨てる

食器や本……食器棚や本棚に入らないものは捨てる

●実用性のルール

すべてのもの……「好き、嫌い」ではなく「使えるか、使えないか」で判断する

たとえば、シミがついてとれない洋服や賞味期限の切れた食品など、人から見れば明らかに「ゴミ」とわかるものまで大事にしまい込んでいませんか？

左ページのリストにあるものは、今すぐサヨナラすべきもの。見つけたら即刻処分してスッキリしましょうね。

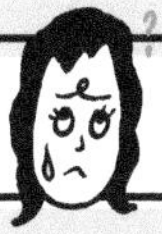

「即捨て品目」溜めていませんか？

ただでさえ溜めがちが「ADHD脳」。
「モノが溢れて、見つけられない」のは「ない」のも同然！
月に1回、「即捨て品目」のチェック日をつくって、徹底的に捨てましょう。

食品、食器

- □ 賞味期限が切れた食品
- □ 冷蔵庫のなかでシナシナにしぼんだ野菜
- □ かけたお皿
- □ コンビニ弁当やお総菜のカラ
- □ 中身がちょっとだけ残ったペットボトルやジャムの瓶

衣類

- □ カビた革の靴やカバン
- □ シミがついた洋服
- □ 片方穴が空いた靴下
- □ 3年前から着ていない服
- □ 痩せたら着ようと思っている、入らない服

その他

- □ 支払い済みの請求書
- □ 去年の宝くじのハズレ券
- □ PCの中のいらないファイル
- □ 通販カタログ
- □ 新聞、雑誌、クーポン類
- □ いつか粗大ゴミに出そうと思っている家具

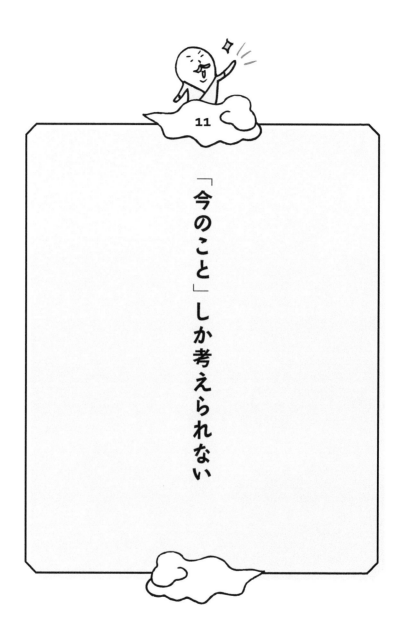

11

「今のこと」しか考えられない

◯「やりたい！」衝動に振り回される

「去年はスキューバ、一昨年はワイン、その前はバイクでしょ……」

などと、「面白そう！」「やりたい！」と思ったことにはすぐ手を出してのめり込む。

でも結局、短期間で飽きて長続きしません。

おかげで家のなかは、ホコリをかぶった趣味の関連グッズでギッシリ。

どんな本格的な道具も、使わなきゃただのガラクタ。こんなものに、いったいいくらお金をつぎ込んだことやら。どれだけ貴重な空間を占拠してることやら……。

◯「今の囚われ人」とは？

こうした衝動性から英語ではＡＤＨＤタイプを「Prisoner of Present＝〝今〟の囚われ人」と表現することがあります。

後先考えず「今、やりたいこと」「今、楽しいこと」に突っ走る。

本来、衝動のコントロールをするはずの脳の側坐核が暴走しやすいのです。

目の前に美味しいニンジンをぶら下げられると、もうどうにも止まらない。

英会話にスポーツジム、ペン習字に気象予報士の勉強……など、思いつきであれもこれも同時にやろうとして、計画倒れに終わってしまうような人も同じタイプです。

「やるっきゃない！」
カーッとアドレナリンが上がれば、「三日坊主だった」過去の情報も、「時間がない」きれいさっぱり忘れてしまいます。
「置く場所がなくて困るかも」
「今道具をそろえても、
い」という現在の状況も
「カードの支払い、大丈夫？」
などの未来予測も吹っ飛んでしまうのです。

◯ 自分の脳のクセを自覚する

何ごとにも積極的で、即、行動に移せるところは、あなたの長所です。

でも、趣味にかける「お金」「時間」「スペース」には限りがあります。自分の脳の暴走グセを自覚したら、ほんのちょっとブレーキを踏みましょう。

● まずは1週間のお試し期間を設けてみる。
● 道具やグッズは最初から買いそろえず、レンタルで試してみる。

少しずつ段階を踏んでチャレンジしてください。今だけじゃなく、長く続けられるあなたにぴったりな趣味に、そのうちきっと出合えるはずです。

過去を思い出し、未来を予想する

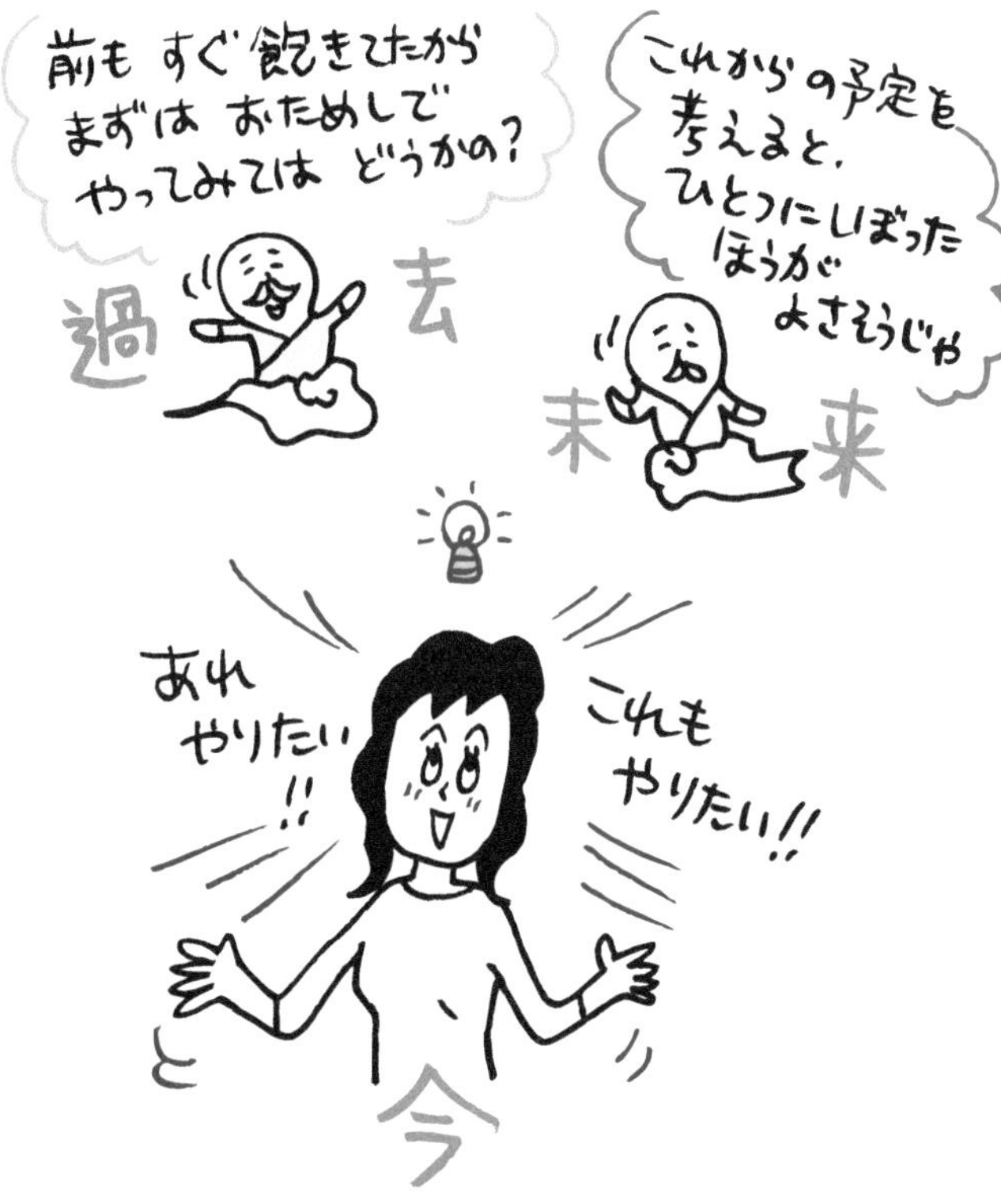
前も すぐ 飽きてたから まずは おためしで やってみては どうかの？
過去
これからの予定を 考えると、ひとつにしぼった ほうが よさそうじゃ
未来
あれ やりたい!!
これも やりたい!!
と
今

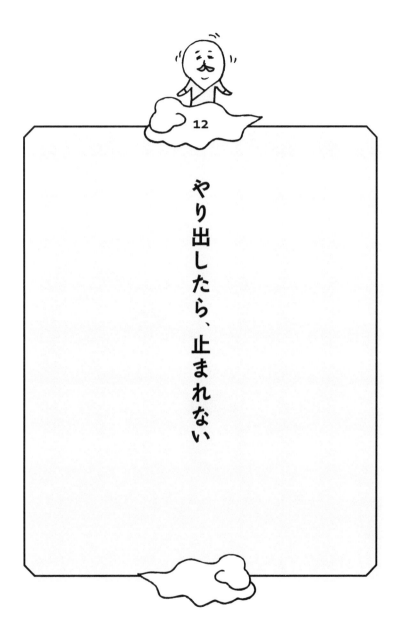

12

やり出したら、止まれない

◯〝ちょうどいい加減〟がわからない

「よし、今日は家中スッキリお掃除するぞ！」と張り切ったのはいいけれど、最初にキッチンのシンクをゴシゴシ磨き始めたらなんだか楽しくなってすっかり熱中。

気がつけば、あっという間に3時間もたっちゃった。

ハァ〜、もう疲れてヘトヘト。だけど、ピカピカになったのはシンクだけ。ふと見渡せば家中モノが散乱していて、〝お掃除しました感〟ゼロ。

ああ、私ってどうしていつもこうなの？

ADHDタイプは、感情や行動をコントロールするのが苦手です。

ひとつのことに熱中し始めると、もうほかのことは目に入らない。

とくに「好きなこと」「やりたいこと」となれば、その熱中ぶりは驚くほど。なかには、飲まず食わずで、がんばってしまう人もいます。

こうした脳のクセは一見短所のようですが、決してそうとばかりは言えません。

なにしろ、やりたいことなら誰にも真似できない集中力を発揮できるのです。

ひとつのことにのめり込んで偉大な発見や発明をする研究者や芸術家、斬新なアイディアを生み出す起業家など、ADHDタイプのなかにはこの〝集中脳〟を生かして成功をおさめた人物もたくさんいます。

だから、「またやっちゃった……」なんて、自分を責めなくても大丈夫！

◯「ストップ」の合図はタイマーで

ただ、確かに家中ざっくり片づけたいときには、こうした集中グセは困りもの。こんなときは、「キッチン15分」「リビング15分」などと、あらかじめお掃除のタイムスケジュールをつくっておくのがおすすめです。

興味のあること以外は、飽きっぽいのもADHDタイプの特徴です。お掃除タイムは、あまり長く設定せずに短く区切ること。1回は15分でも、これを1週間も続ければ、かなりスッキリするはずです。

「気がついたら、エアコンのフィルター掃除に夢中になっていた」「金魚鉢を洗っていた」など、また何かひとつに熱中してしまうかもしれません。心配な方は、タイマーをセットして、ピピピで強制終了させましょう。

“完ぺきさ”より“時間”を重視

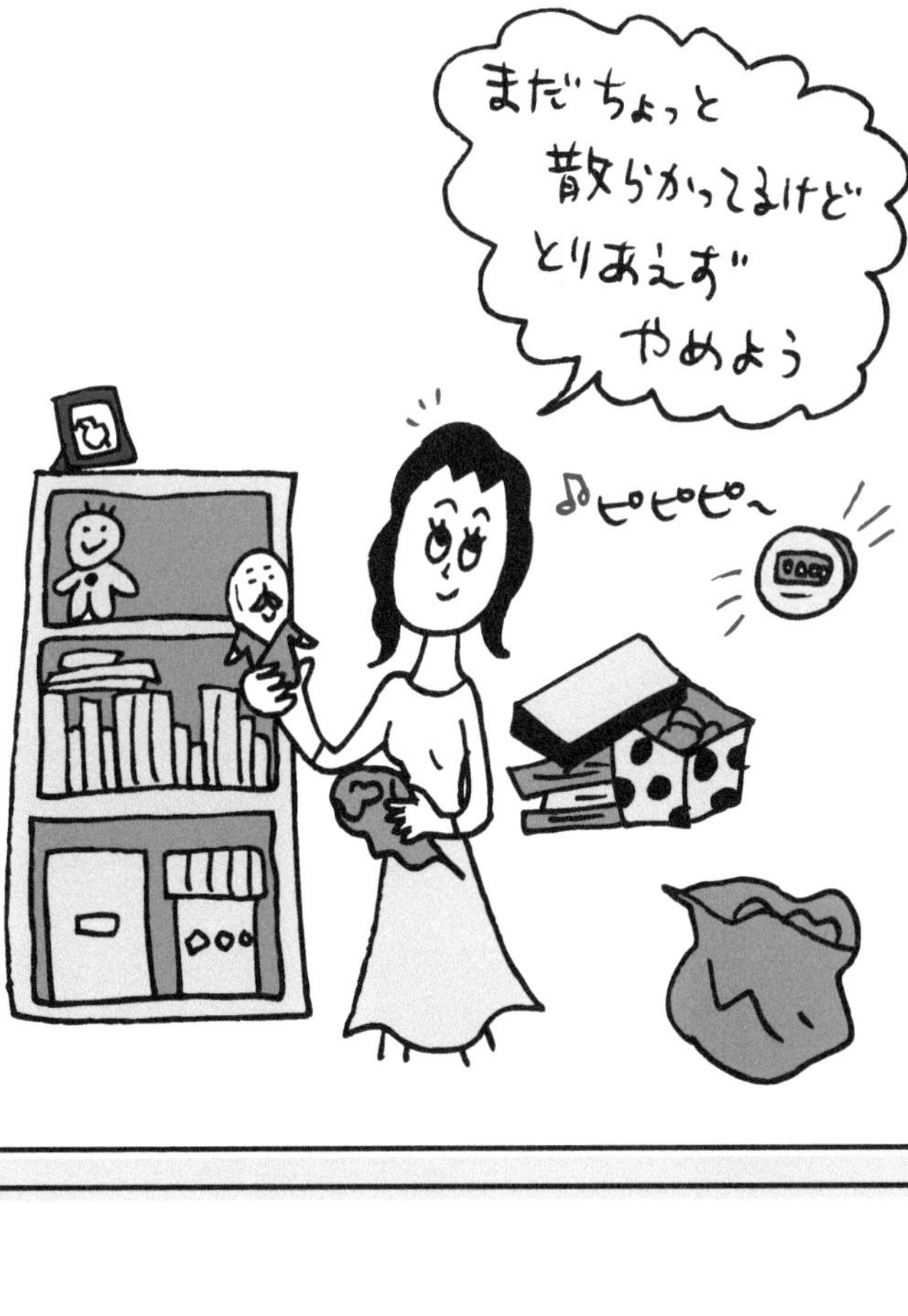
まだちょっと
散らかってるけど
とりあえず
やめよう
ピピピ～

Column 3

「美」より「機能」が大切

「部屋が片づけられない」といわれているADHD脳ですが、実は完璧主義者の面もあって「どうせ片づけるなら、モデルルームのようにスッキリ美しい空間にしたいなぁ……」なんて思ったりしがち。でも、あんまりハードルを上げすぎると挫折してしまいます。

大切なのは見た目の「美」より「機能」です。多少ゴチャッとしていても、ひと目で何がどこにあるかがわかったほうがいい。目指すは、探し物から解放される日々です。

まずは、あなたにとって、「目に見えないものは存在しないのと同じ」と自覚しましょう。生活雑貨や文房具などは、中身が見えるオープンラックやクリアケースを利用して〝見せる収納〟にするのがコツ。

また、衣類や身の回りの小物も、タンスにしまわなくていいんです。

おすすめは、カゴやボックスの利用です。それぞれに「靴下」「下着」「バッグ」などとラベルを貼ったら、とにかくそのなかへポイポイ放り込む。これだけでも床やソファに散乱していたものが片づくはず。カゴやボックスは、色やデザインがオシャレなものを選べば、テンションも上がりますね。

保険証や通帳、パスポートなど大切なものは「重要ボックス」をつくって、出したらそこに戻すことをルールにしましょう。

とにかく、「ちゃんとたたむ」「しっかり収納」などと気負わないのが大事です。

4章

「もの忘れ脳」をなんとかしたい！

「記憶が途切れがち」への処方箋

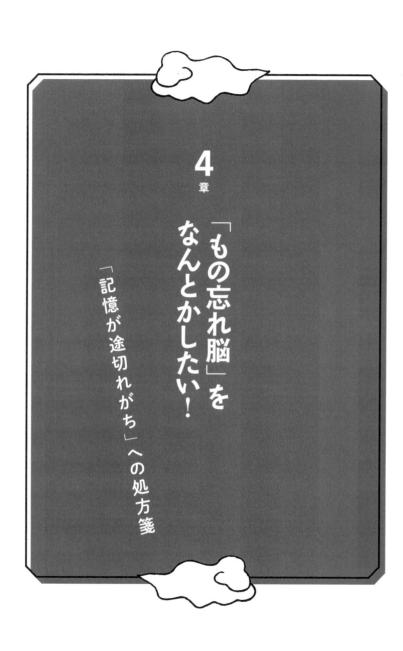

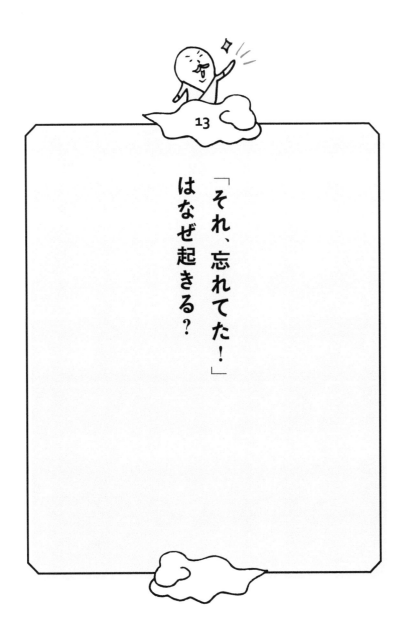

13

「それ、忘れてた！」はなぜ起きる？

◯やっぱり「記憶のお盆」が小さいのかも

洗濯物を取り込もうとベランダへ行ったら、「あっ、プランターの花にお水あげなきゃ」と気づいて、キッチンへ水くみに。

そして、水道をひねれば、今度は「そうだ。お皿洗わなきゃ」。

こうしてあちこち動き回ったわりには、結局、洗濯物は取り込まず、プランターの水やりもしないまま……。

後でやろうとしてるんじゃない。本当に忘れちゃうのです。

忘れちゃうのは、プロローグでお話ししたように、ワーキング・メモリーの容量に関係しています。

ＡＤＨＤタイプの記憶のお盆はただでさえ小さいのです。それなのに、次から次へ目に入った刺激に反応して衝動的に行動するから、「洗濯物」「水やり」「お皿洗い」……と、覚えておくべき事柄がどんどん増えていく。

想像してみてください。お盆の上は、いろいろな記憶がのっかって、すでにぎゅうぎゅう詰めの容量オーバー。そこへまた新しい記憶をのせれば、古い記憶は玉突きのように押しのけられてポロポロこぼれてしまうのです。

◯ 記憶は「脳の外」へ

思いつきで行動すると、このように大事な記憶をどんどんとりこぼしてしまいます。

そこで、1日の家事はマニュアル化しておくのがおすすめです。

たとえば朝なら、「炊飯器のスイッチを入れる」「コーヒーメーカーをセットする」「洗濯機を回す」「水やり」「ゴミを出す」など、基本的なタスクをすべて書き込み、あとはそのマニュアルに従って実行するだけ。作業が終わったらチェックを入れて確認していくとより安心ですね。

大切なのは、ワーキング・メモリーに負担をかけないこと。

記憶は脳にしまい込まず、目に見える形にしておきましょう。

- メモ帳やスマホで買い物リストをつくっておく。
- ホワイトボードに歯医者や美容院の予定を書いておく。

など、さまざまな形で脳をバックアップしておけば、忘れっぽいあなたも安心。

たとえば、ちょっとかっこ悪いかもしれませんが、「洗濯物、洗濯物……」など、やるべきことを唱えながら作業するのもいいんですよ。

視覚だけでなく、こうして聴覚に訴えるのも記憶の補強策としては効果的です。

もの忘れ防止策～玄関～

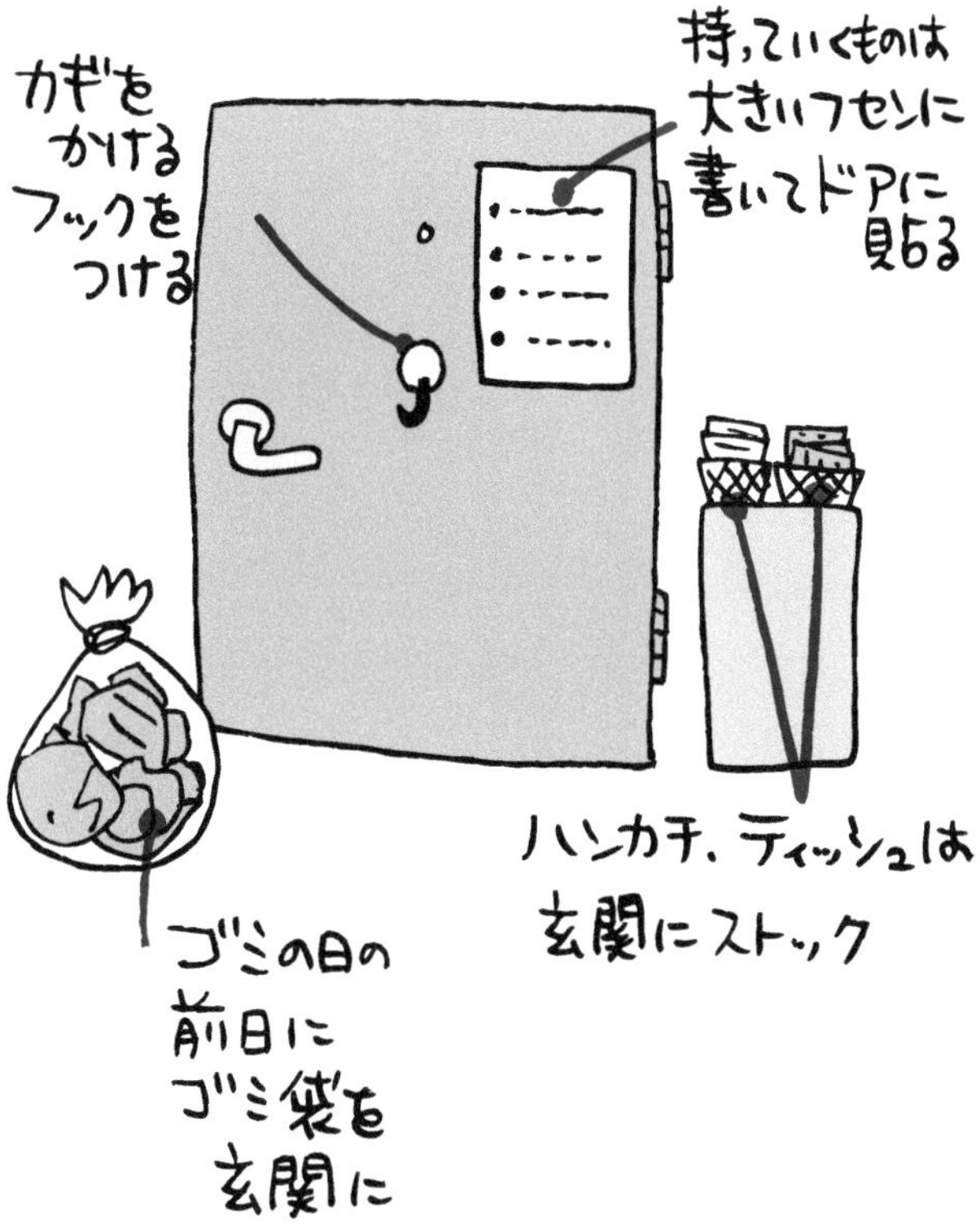
カギをかけるフックをつける
持っていくものは大きいフセンに書いてドアに貼る
ハンカチ、ティッシュは玄関にストック
ゴミの日の前日にゴミ袋を玄関に

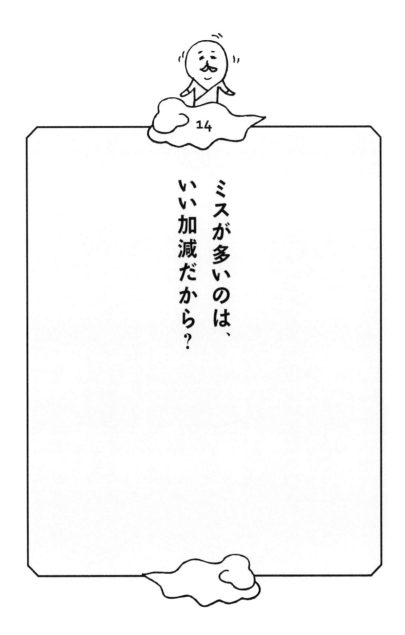

14

ミスが多いのは、いい加減だから？

○職場での評価を下げないために

「会議の報告書、週末には提出すること」

「明日、取引先の○○さんに電話入れといてね」

など、仕事の指示には元気よく「はい、わかりました！」。

そのときは本当にわかったつもり。でも、何かの拍子にスコンと記憶が飛んでしまう。「頼んだアレ、どうなった？」と聞かれて、はじめて「アレってなんだっけ？」「すみません。もう一回言ってください」……。

こんなことが続けば、周囲のあなたを見る目も冷たくなります。

決して仕事ができないわけじゃない。なのに、「ミスばっかり」「人の言うことを聞かないやつ」「口先だけのいい加減な人」と職場での評価が下がってしまうのです。

その結果、誰にもあてにされなくなってしまうことも……。

○メモとペンをもち歩く

忘れっぽいのもまた、何度もお話ししたように、ワーキング・メモリーが小さいという事情にあります。

とくに、耳で聞いた情報が脳に定着しにくいのがADHDタイプの特徴です。

言葉で伝達されたことは、〝目で見える情報〟に置き換えることが大切です。どんな小さな案件も、とにかくメモをとること。同じフロアの上司から「ちょっと来て」と呼ばれたときも、必ずメモ帳とボールペンを持参しましょう。

くれぐれも、「後でメモればいいや」なんていう油断は禁物です。席に戻る途中で、「〇〇さん、お電話ですよ」と呼ばれただけで、記憶がポロリ。

なんだか悲しくなっちゃいますが、「それが私の脳のクセ」と自覚しましょう。メモをとりながら聞けば、相手に「ちゃんと聞いてくれている」「やる気がある」と、良い印象を与える効果もあるんですよ！　あわてすぎて読めない字で書かないように注意しましょう。

◯〝秘書タイム〟で楽しくリマインド

メモをとったら、とりっぱなしでは意味がありません。

必ず見直してリマインドする時間をとること。その際、大事な案件は色ペンや蛍光マーカーで囲む、「重要！」と大きな文字で書き加える、目立つシールを貼るなどの工夫をすると、より視覚効果が上がり記憶しやすくなります。

自分が自分の有能な秘書になったつもりで、「出社後の5分」「昼休み明けの5分」などを、リマインドのための〝秘書タイム〟と決めておくといいでしょう。

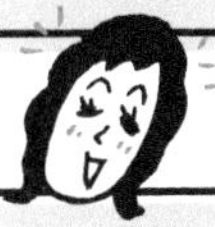

もの忘れ防止策～デスク～

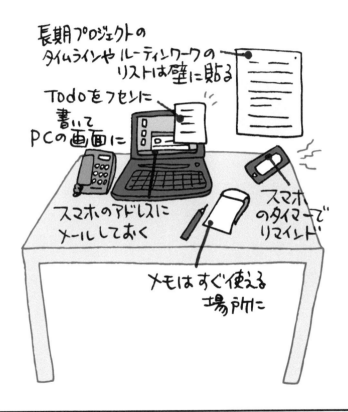

長期プロジェクトの
タイムラインや ルーティンワークの
リストは壁に貼る
TODOをフセンに
書いて
PCの画面に
スマホのアドレスに
メールしておく
スマホのタイマーで
リマインド
メモはすぐ使える
場所に

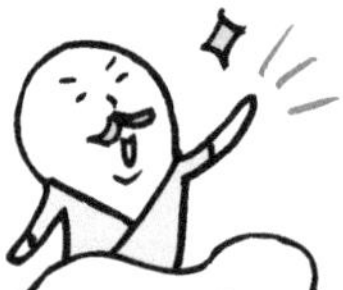

15

どうする？「買いすぎ病」「もちすぎ病」

◯同じ洋服、同じ本……

手頃な値段で、ステキなブラウス発見！

喜びいさんで買って帰ったら、妹から「お姉ちゃん、それと同じものもってるじゃない」と言われてガーン！

あるんですね、こんなこと。色やデザインが似ているというんじゃないです。まったく同じメーカーの同じもの。

洋服だけではありません。たとえばメイク用のファンデーションも、まだ使い切っていないのに新しいものを買ってしまう。しかも、詰め替え用のリフィルだけでいいのに、ごていねいにケースごと。

洗剤、シャンプー、お醤油などの調味料、食材、本……。

万事がこんな調子です。そのくせ、「しまった。トイレットペーパー、切らしてた」など大事なものは買い忘れていたりして。

◯視覚でわかる在庫管理術

そもそも、ＡＤＨＤタイプの脳は、自分がもっているものを把握するのが苦手です。

それに加えて「ほしい！」と思ったら、よく考えずに衝動的に買ってしまうクセ。

この2つが合わさって、こんな無計画な買い物に走らせてしまうのです。

やるべきは、在庫管理です。

といっても、いちいち「何が、何個ある」とノートにつける、などという面倒な作業は、ＡＤＨＤタイプじゃなくてもなかなかできません。

コツは、収納方法。なんでもゴッチャに収納するのではなく、用途別に分けること。要するに、ひと目で「洗剤はまだある」「トイレットペーパーはなくなりそう」などとわかるようにしておくことです。

棚や引き出しなどの収納スペースは、区切って「ここは住居用洗剤」「調味料」などと置き場所を決め、ラベルを貼っておきます。

少々多めにストックしておくのはいいですが、その収納場所に入り切らなかったら買いすぎです。

本や洋服は、写真を撮っておくのがベスト。

でも、ひとつひとつ撮影するのは大変な作業です。洋服は、数が多くて、もっているることを忘れがちなブラウスやカットソーなどトップスだけ撮影しておけばいいでしょう。本は本棚に並んだ状態で、背表紙だけを撮れば簡単です。

新しく購入したときは、その都度サッと撮影しておけば、後の管理がラクですね。

空いているスペースで在庫を把握

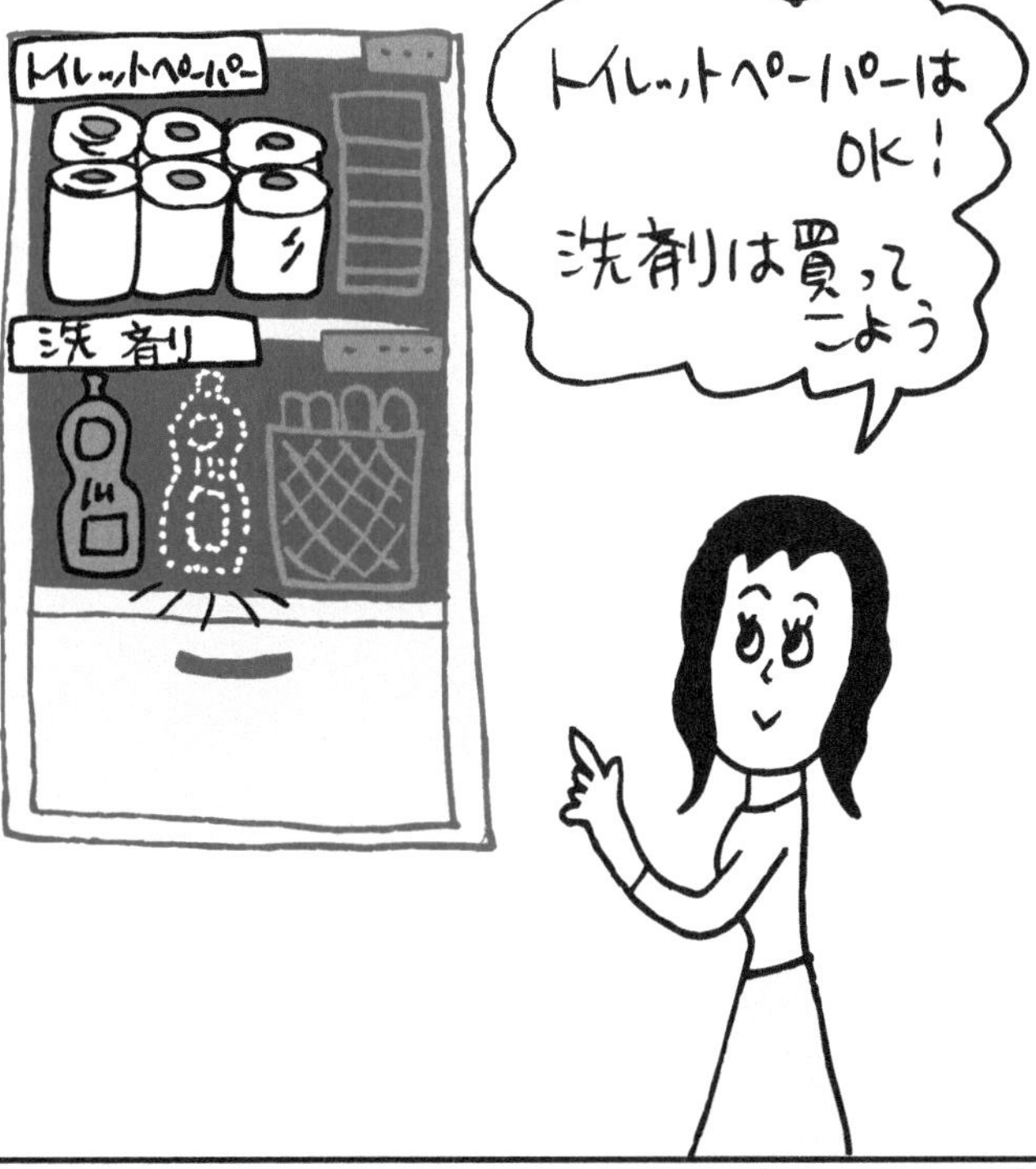
トイレットペーパー
洗剤
トイレットペーパーは OK！
洗剤は買ってこよう

Column 4

「アスペルガー症候群」とはどう違う？

ＡＤＨＤと同じ発達障害のひとつに、アスペルガー症候群（自閉症スペクトラム障害）があります。主に対人関係の不器用さやこだわりの強さが特徴。ＡＤＨＤとの違いをお話ししましょう。なお、両方の特徴をもつ方も多くいらっしゃいます。

●相手を怒らせる

アスペルガー……他人の気持ちをくみ取るのが苦手なため社交辞令が言えず、失礼なこともストレートに言ってしまう。

ＡＤＨＤ……他人の気持ちは理解できるけれど、不用意な発言で相手を怒らせる。

●期限が守れない

アスペルガー……一部だけにとらわれて完璧を目指すため、全体が仕上がらない。

ＡＤＨＤ……先送りしたくなる脳のクセ＆期限そのものを忘れてしまう。

●片づかない

アスペルガー……収集癖があってモノが多い。モノへの執着が強く、捨てられない。

ＡＤＨＤ……出したものをもとに戻せない。気が散って、ほかのことを始めてしまう。

●朝の支度がドタバタ

アスペルガー……一連の流れとしてスムーズにできない。

ＡＤＨＤ……ワーキング・メモリーが小さいため過去の経験が生かされず場当たり的。

5章

「イライラ脳」「ウツウツ脳」をなんとかしたい！

「感情で失敗する人」の処方箋

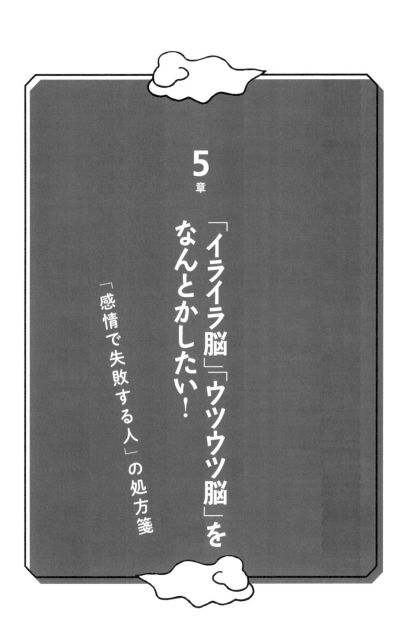

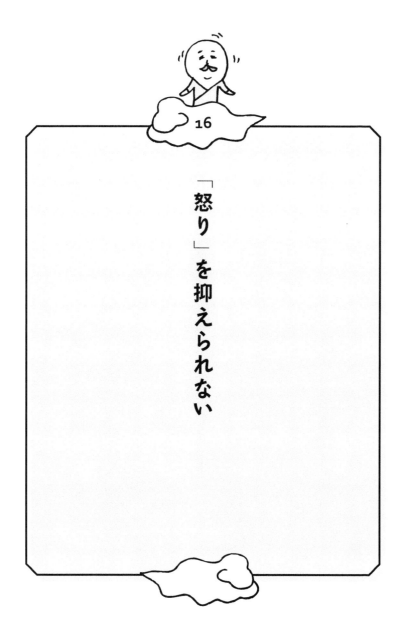

16

「怒り」を抑えられない

◯ささいなことで大爆発！

「〇〇の彼女、超美人なんだよねぇ」

デート中に彼がつぶやいた何気ないひと言。

普通なら、「へえ、そうなんだ」でスルーするか、「どうせ私はブスですよ」とちょっとすねてみせて終わる程度のこと。

ところが、なぜか怒りのスイッチが入って大爆発。

「そんなこと言うなんて、信じられない！」

目の前にあったコップの水を彼の顔にぶちまけて「私、帰る！」。

◯「過去情報」がうまく使えない

ADHDタイプは、衝動的で気持ちの抑制が苦手です。

ささいなことで「そこまで怒る？」とまわりの人が引くほど、わなわなと感情的になってしまうのです。

冷静になれないのは、脳の前頭前野に関係します。

前頭前野は、過去の経験やさまざまな情報を集めて分析し、そこから総合的に判断して、「だから、こう考えよう」「こうしよう」と決定をくだしてくれる場所。

たとえば、口の悪い同僚が何か意地悪なことを言ったとしても、前頭前野がちゃんと働けば、「まぁまぁ、この人って悪気はなくてもこういう言い方をする人だから」「待て待て、ここは黙って聞いていたほうがトク」などと理性的な考えが働いて、自分を抑えることができるのです。

ムカッ、カチン！ と刺激に即反応してしまうのは、この機能がうまく使えないから。よくいえば、単純で裏表がないのです。

ただ、常識もあって人の気持ちもわかるADHDタイプは、怒ってしまった後で「あんなこと言わなきゃよかった」と反省モードに入ってしまうこともあります。

◯「爆発しがちな私」を思い出そう

落ち込むくらいなら、最初から「爆発しない私」になっていたいものです。

衝動を抑える、自分なりの方法を見つけましょう。

心が落ち着く香り、スマホに入れた癒やしの画像など、いざというときのお守りグッズをもち歩くのもおすすめです。

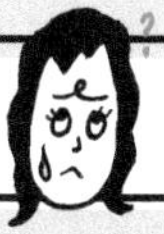

ムカッとしたら……？

- □ 自分が感情的になりやすいことを思い出す
- □ ブレスレットやミサンガをつけて、「これを見たら、落ち着くこと」と決めておく
- □ 深呼吸してみる
- □ 安全地帯へ移動する（トイレに行く、散歩に出る等）
- □ 信頼できる友だちに話してみる
- □ アロマや美しい写真などで五感を刺激する
- □ 相手への文句を書いて、捨てる
- □ カラオケで歌いまくる
- □ シャドーボクシング、ジョギングをする
- □ とっておきのチョコをいただく
- □ トイレをイメージして、そこにムカつくことをジャーっと流すシーンを想像する

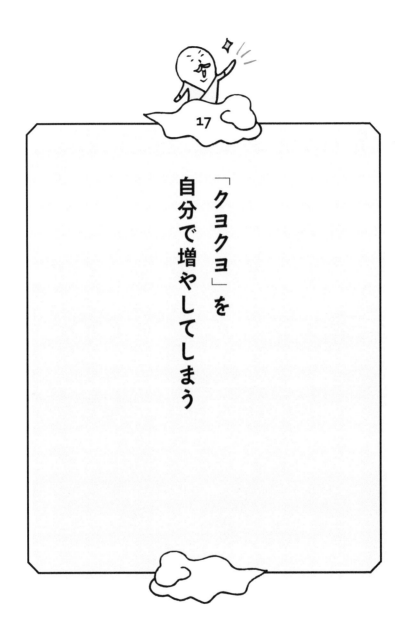

17

「クヨクヨ」を自分で増やしてしまう

◯エンドレスで増幅するマイナス感情

たとえば失恋したら、いつまでもクヨクヨ落ち込んでしまいます。

ＡＤＨＤタイプは感情に左右されやすいので、いったんネガティブな気持ちになると、理性ではなかなか落ち込みを止められないのです。

ひとりの男性にふられただけなのに、もう全世界から拒絶された気分。

「どうせ私なんか、誰からも愛されない」

「一生結婚できないに決まってる」

「出家する……」

などとマイナス感情がどんどん増幅、エンドレスで拡散していくのです。

◯楽しい記憶を掘り出そう

試験に落ちた、仕事で失敗した、誰かに怒られた、ケンカした……。

失恋以外にもこんな調子でマイナス感情を蓄積していけば、落ち込みのなかに埋もれてしまいます。毎日の生活をうまく回していくこともむずかしくなるでしょう。

そして、ますますクヨクヨ、メソメソの毎日に。

忘れ物やミスも増えてしまいます。

悲しい気持ちを楽しい記憶に置き換えましょう。

過去の楽しかった思い出をノートに書き出してみてください。

友だちと行った海外旅行や海水浴、好きなアイドルのコンサート、美味しいケーキ屋さんを見つけたこと……など、どんなことでもいいのです。

書いたら、脳に〝楽しい記憶〟を定着させるつもりで、何度も読み返しましょう。

写真も一緒に貼っておくと、さらに視覚に訴えることができて効果的です。

また大切なのは、つらいことがあっても、そこにどっぷりつからないこと。

食事や入浴、睡眠などのそれまでの生活パターンは崩さず、さらに映画やお芝居、食事、散歩など、なるべく外出するようにしましょう。

行動していれば、必ず何かプラスの出来事に出合えるはず。

ちょっとした会話のやりとり、小さな親切、誰かからもらったほめ言葉……。

プラスの体験をすることによってイヤな思い出を手放し、ネガティブ感情にとらわれないようにしましょう。

“ワクワク”で“ウツウツ”を追い出す

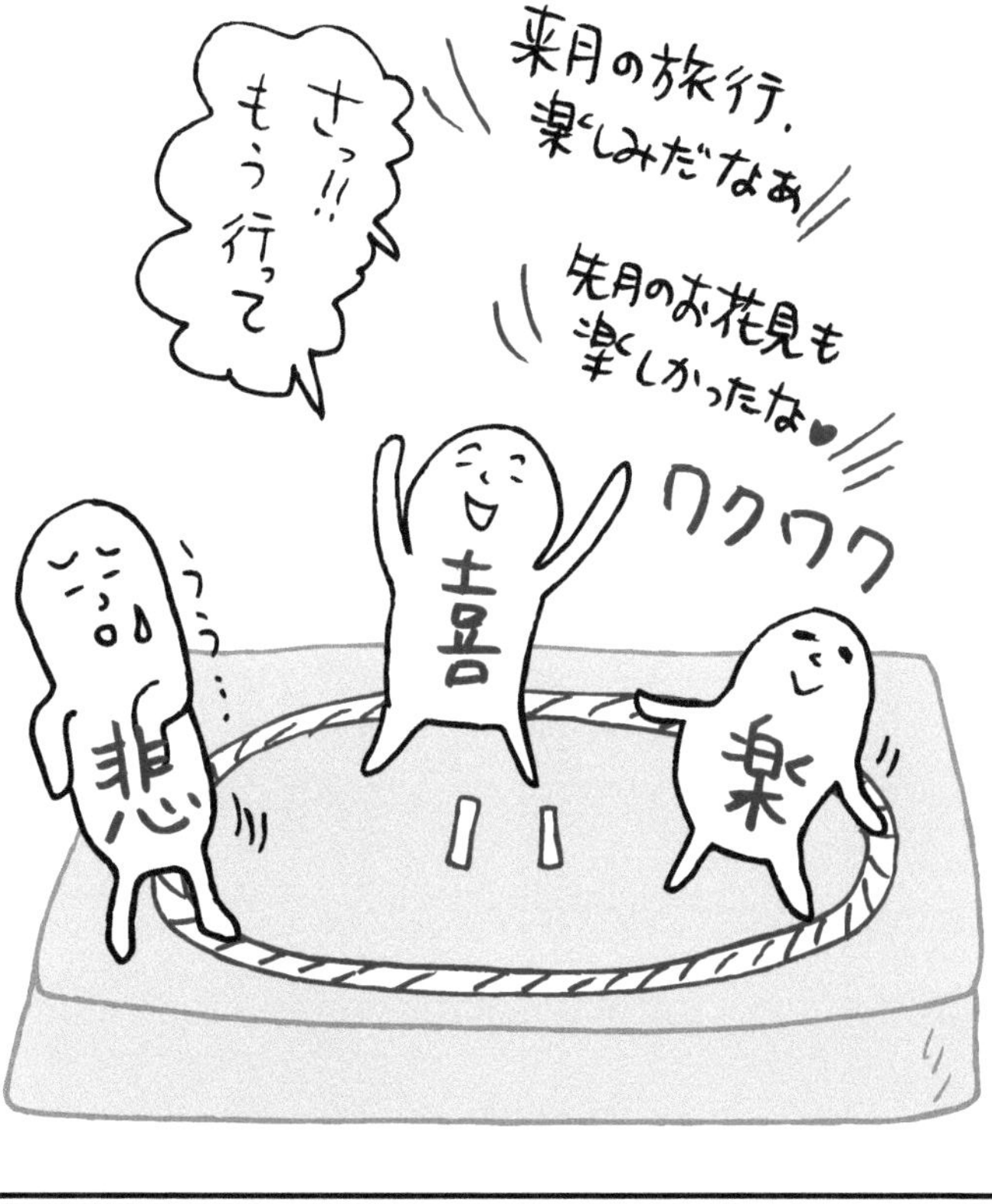
来月の旅行.
楽しみだなあ
さっ!!
もう行って
先月のお花見も
楽しかったな♥
ワクワク
うう…
悲
喜
楽

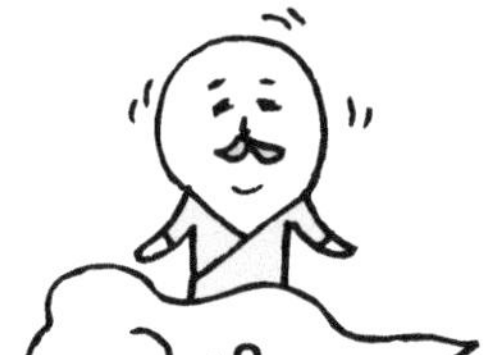

18

どうしてADHDタイプは、傷つきやすいのか？

◯子どもの頃からダメ出しされ続けた

一生懸命やっているつもり。

でも、片づけられない、言われたことができない、忘れっぽい、間に合わない……。

だから、子どもの頃から親や学校の先生、まわりの人から注意されっ放し。

「だらしないわね」

「いつになったらできるの？」

「早くしなさい！」

こんなことばかり言われ続けるうちに挫折感が積み重なり、「私ってダメな人間なんだ」と思い込んでしまいます。

じっと見られただけで「あっ、私、今ヘンなことした？」と胸がドキドキ。

「案外おっちょこちょいなんだね」と言われただけで、責められたと感じてしまう。

こんなふうに傷つきやすいのは、これまでまわりの人から理解されなかったことからくる二次的な反応ではないでしょうか。

相手はなんの気なしに言ったこと。ただ感想を述べただけ。

それなのに、自分に自信をもてないので、「嫌われたのでは」とネガティブに受け取ってしまうのです。

◯もしもあなたが、自分の友だちだったら？

もし友だちがこんなふうに自信喪失していたら、あなたはどうしますか？

きっと、やさしく励ましてあげるのではないでしょうか。

「またがんばればいいじゃない」「元気を出そうよ！」って。

それと同じように、あなたが、あなた自身を励ましてあげましょう。

自分が自分の応援団になって、いいところを認めてあげるのです。

「大丈夫。あなたならできる」

「それでいいんだよ」

自分に励ましのメールを書くのもいいかもしれません。

続ければ、そのうちきっと自分を大好きになれるはず。

自分を好きになれれば、心はもっと強くなれるのです。

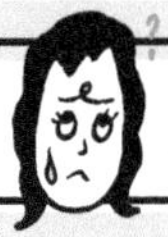

脳のクセが「傷つきやすさ」を引き起こす

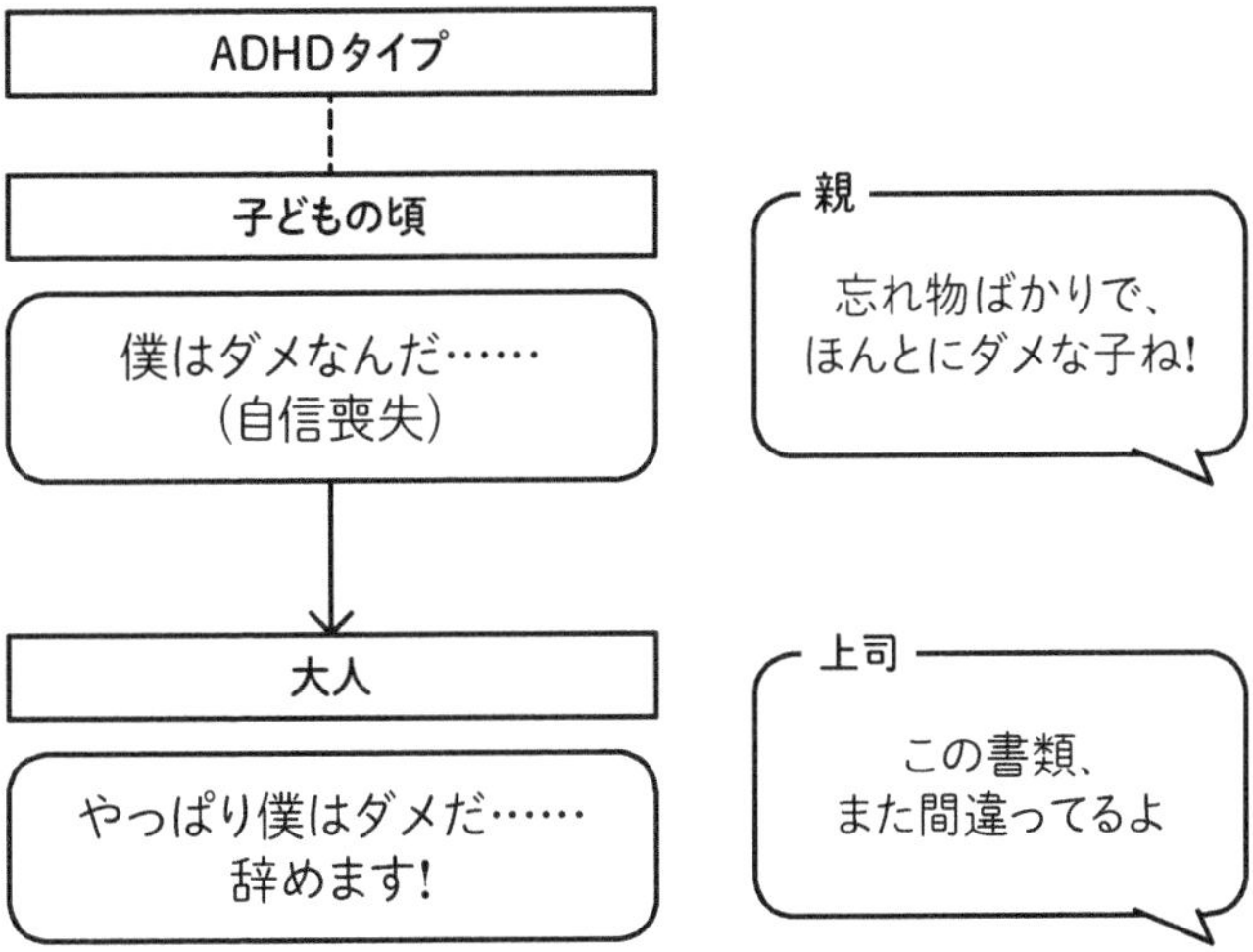

ADHDの二次障害
自信喪失／傷つきやすい／うつ病／不安障害……など

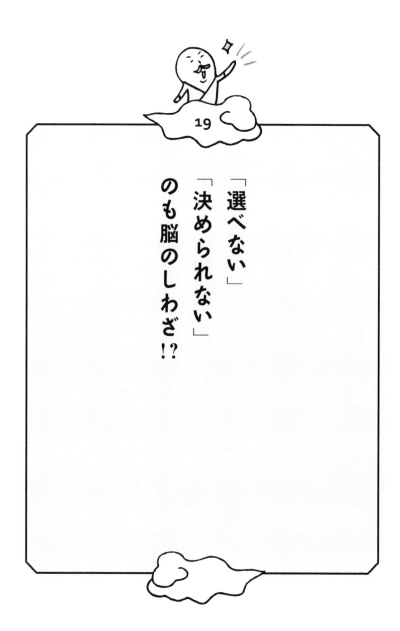

19

「選べない」「決められない」のも脳のしわざ!?

◯メニューもなかなか決められない

大学進学のときは、理系か文系かで悩みまくり。

「結婚しようかなぁ」と思ったときも、「この彼でいいのか？」とグジグジ悩み続けて決断できず、結局別れてしまった。

そもそも、昔から優柔不断だった。

オモチャ屋さんへ行けば、何がほしいかわからずパニック。

レストランでは、なかなかメニューを選べない。

決められない私。ダメな私。

仕事でも、後輩から「どちらのアイディアがいいですか？」と聞かれようものなら、もう頭がゴチャゴチャ。考え込んだまま何も答えられず、「決断力のない先輩」とあきれられる始末です。

◯事実を客観的に整理する方法

ADHDタイプは、ものごとを総合的に見て優先順位を考えるのが苦手です。

「好きか嫌いか」の感情で判断しようとするので、何が大事なのかわからなくなってしまうこともあります。

悩んだときは、「どうしよう、どうしよう」とむやみにジタバタあせらないこと。
まず冷静になってひとつひとつの「事実」に注目してみましょう。
たとえば、会社を辞めるかどうか悩んだときは、
「○」今の会社にいたほうがいい理由
「×」辞めたほうがいい理由
を、ノートにそれぞれ書き出してみてください。

「○」家から近い、福利厚生が充実している、仲のいい同僚がいる……。
「×」雑用ばかりやらされる、上司がモラハラ、給料が安い……。

など。こうして文字にすることで、客観的に満足点や問題点を整理し、あらためて自分の気持ちを見つめることができるのです。
この「○」「×」方式は、ほかのことにも応用できますよ。

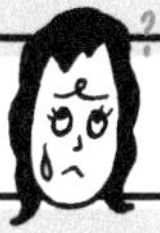

リスト化で堂々めぐり回避

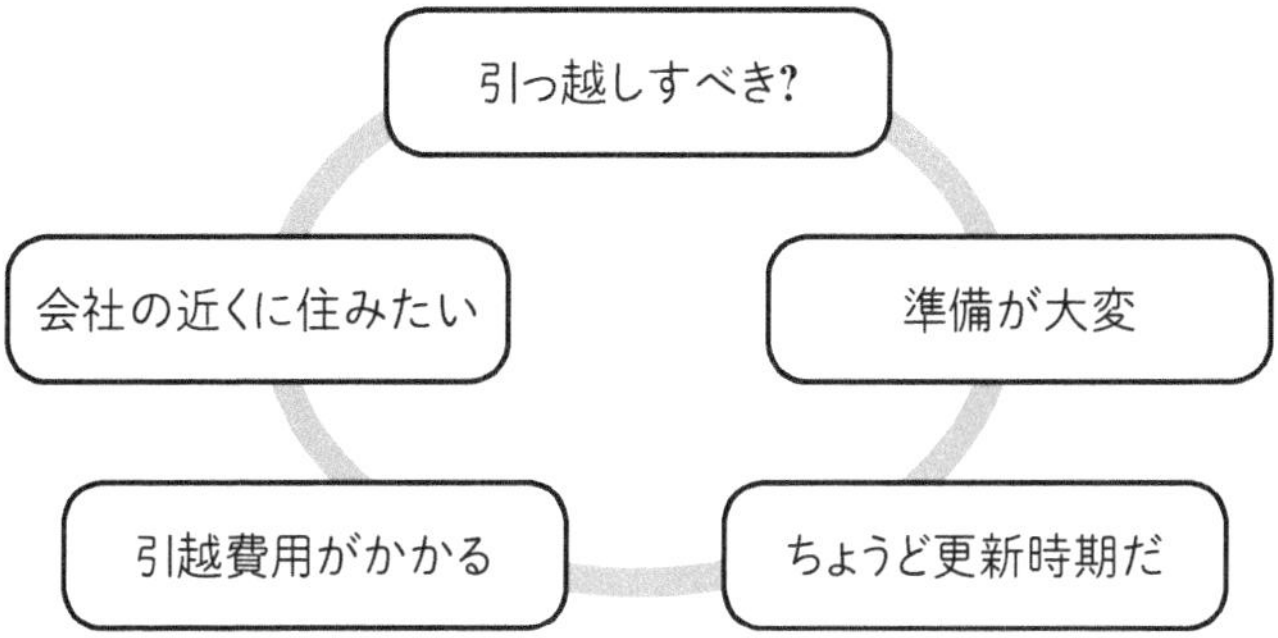

○

- 会社の近くに住んだら、通勤がラクになる
- ちょうど更新時期なのでタイミングがいい
- 新しい場所で気分を一新できる
- ○○区に住んでみたい
- 隣の騒音への悩みが解決する

×

- 引越費用がかかる
- 散らかってるから引越作業が大変
- 近所の友だちと離れてしまう
- 今の部屋を気に入っている
- 今の場所は駅に近くて便利

Column 5

「夕飯ブルー」から抜け出すコツ

「今日の夕飯何？」

夫や子ども、同棲中の彼に聞かれるたびにブルーな気分。

何しろレシピは知っていても思い出せない、空間認知の力が弱いのでお料理しても盛りつけがヘタ、なんていうコンプレックスがあるからです。

こんな夕飯ブルーから抜け出すにはどうしたらいいでしょう？

●2週間分のメニューを決めておく

献立が決まっていれば、必要な食材もわかっているので買い物もラク。よけいなものを買って冷蔵庫で腐らせることもありません。

●全部手づくりしようと思わない

ときには出前をとったり、買ってきたお総菜や冷凍食品、レトルト食品ですますのもOKとしましょう。たとえば揚げたてのとんかつを買ってきて、あとはキャベツを刻むだけ。それだって十分ごちそうですよ。

●宅配サービスを利用する

下ごしらえのすんだ食材をレシピつきで宅配してくれるサービスを利用するのも手。

●お気に入りの食器を揃える

盛りつけに自信がなくても、食器がかわいくてデザインがステキなら、それだけで見栄えはなんとかなるもの。お料理するのも楽しくなりそうです。

6章

「わがまま脳」をなんとかしたい！

「依存してしまう」の処方箋

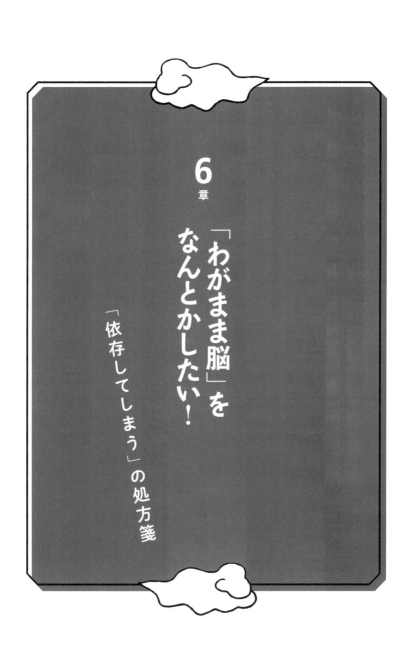

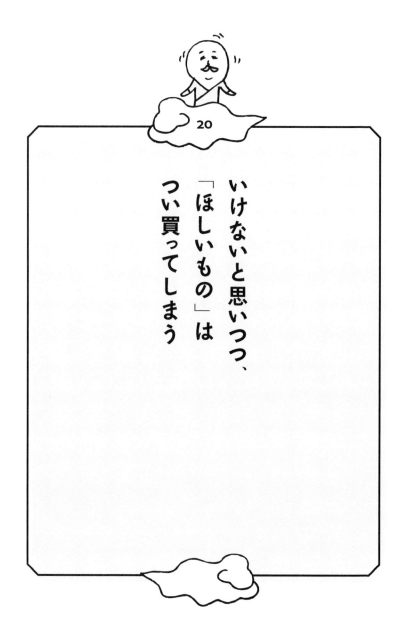

20

いけないと思いつつ、「ほしいもの」はつい買ってしまう

○一瞬の快感に振り回される

ショーウィンドウに飾られたステキなワンピース。

「わっ、かわいい！　ほしーい！」

と思ったら、もう止められない。

気づいたときには、満面の笑みで「これ、ください」。

買った瞬間はカーッとテンションが上がって超ハッピー。

そうそう、この感じ。この快感！　買い物って楽しいな。

だから、やめられないんです。


「ほしい！」と思ったら、側坐核が制御不能。今すぐゲットしたい衝動が抑えられなくなってしまうのがADHDタイプの脳です。


色違いの2つで悩んだら「えーい、両方買っちゃえ」と気が大きくなるし、ネットショッピングでは、ろくに考えず〝買い物かご〟に放り込む。

買った瞬間は、ドーパミンがドッと放出されて快感です。

でも、その快感は長くは続きません。

家に帰ったらショッピング袋も開けずにそのへんに放置したり、品物が届いたとたんに興味を失ったり。

なんでこんなの買っちゃったんだろう……。

カードの支払いどうしよう……。

多くの場合、待っているのは後悔です。

◯カードは使わない

問題は、やっぱりお金。クレジットカードの返済が追いつかず、そのうちキャッシング地獄なんてことになったら大変です。

「衝動買いは月に1万5千円まで」などと決めておくのもひとつの方法。それでも暴走しそうな人は、カードは使わず現金主義にチェンジしましょう。

買いたい衝動が起きても、時間をおけばやがてその波も収まります。

脳をクールダウンさせている間に、親しい友人や家族に相談してみるのも手。

「それ、本当に使う？」「どこへ置くの？」

と忠告されて、ハッと我に返ることもあります。

本当に必要なものをよく吟味して買いましょう。そして、それを長く大事に使うことの気持ちよさを味わってみてください。

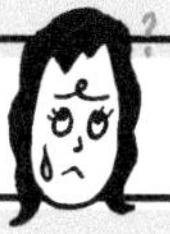

ちょっと待った！ 買う前にチェック

○○がほしい！

- □　それを買う予算はありますか？
- □　次に買う物のリストに入っていますか？
- □　それは本当に必要ですか？
- □　家族や友だちはそれを買うことに賛成しますか？
- □　それを買うと本当に私はハッピーになれますか？
- □　それを買ってもまったく後悔しませんか？
- □　買わないほうが
自分を好きでいられるのではありませんか？
- □　買うことで支払いがつらくなりませんか？
- □　誰かに迷惑をかけませんか？

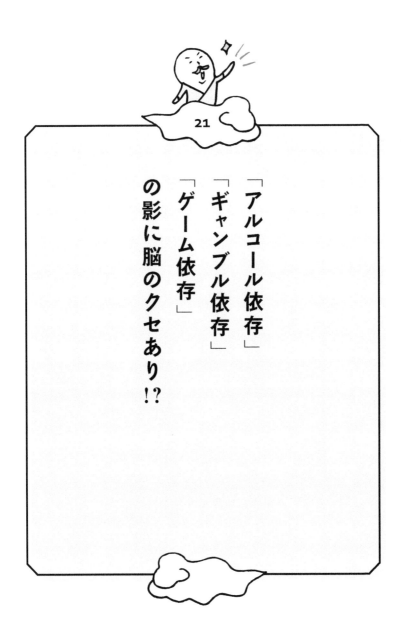

21

「アルコール依存」「ギャンブル依存」「ゲーム依存」の影に脳のクセあり!?

◯負のループから抜け出せない

明日も仕事なのに、つい飲みすぎる。

お金もないのに、パチンコに行ってしまう。

せっかくいいお天気の日曜日なのに、家でゲームして1日つぶす。

衝動買いと同じで、ADHDタイプは、わっと喜びをもたらすものにのめり込みがちです。まるでタガがはずれたように、やめられなくなってしまうのです。

この傾向は、アスペルガータイプの人にも見られます。

依存のやっかいなのは、のめり込みつつ同時に罪悪感を覚えること。

実は、依存のいちばんの問題はそこです。

「やめなきゃ」↓「でも、やめられない」↓「そんな自分はダメ人間」↓「やめなきゃ」↓「でも……」

と、この繰り返しで、自己イメージをどんどん下げてしまうのです。

なんとしても、この負のループから抜け出しましょう。

◯「失うもの」の大きさをイメージしよう

ぜひ知ってほしいのは、今欲求を満たしても、その代わり何か〝大きなもの〟を失う可能性があるということです。

たとえばアルコールに依存し続ければ……

- 身体をこわす可能性が高くなります。
- 二日酔いで遅刻や無断欠勤。会社をクビになるかもしれません。
- 酔って暴れたり、友人に暴言を吐いたりしてトラブルになるかもしれません。
- 飲み代がかさんで自己破産になるかもしれません。

つまり、お酒に酔うという一瞬の天国は、あなたの人生から「健康」「仕事」「友情」「お金」といった大切なものを奪う地獄かもしれないということです。

冷静になってよくよく考えてみましょう。

今のままだと、あなたは何を失いますか？

ショックかもしれません。でも、そのイメージを描けるかどうか、そのための努力を続けられるかが、この依存から脱却できるかどうかの分かれ目なのです。

ちょっとだけ我慢して、自分をほめる

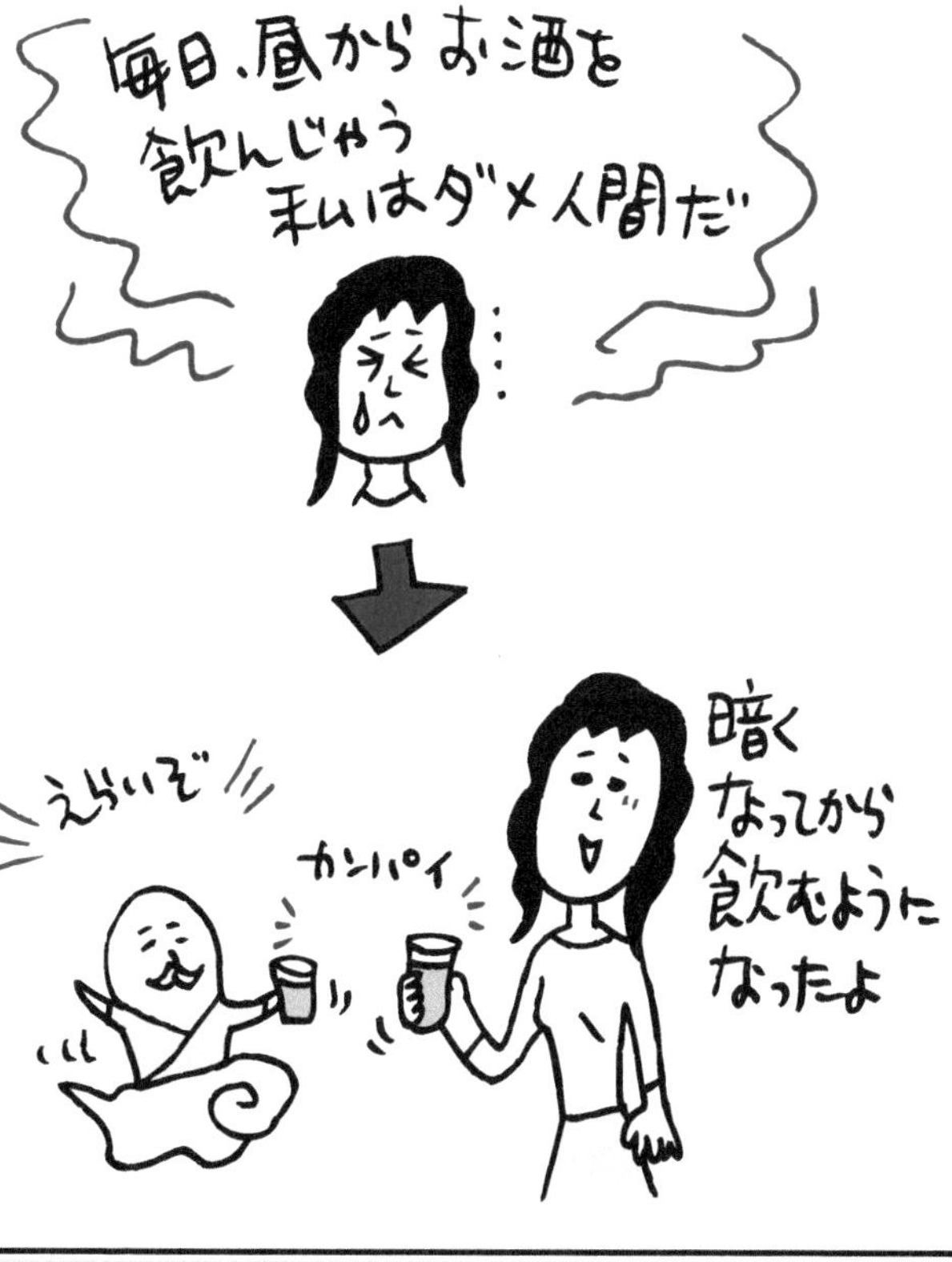
毎日、昼からお酒を
飲んじゃう
私はダメ人間だ
暗くなってから飲むようになったよ
えらいぞ
カンパイ

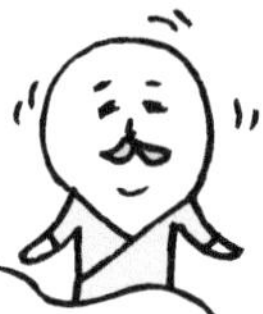

22

「お前って重いよ」と言われていませんか？

◯いつも「相手から」離れていってしまう

「昨日、どうして電話に出なかったの？」

「誰と何してたの？」

つき合っている彼と一日連絡がとれなかっただけで、もう不安でたまらない。

友だちからＬＩＮＥで既読スルーされれば、「嫌われた」と思い込む。

過剰な嫉妬や束縛、疑心暗鬼……。

あなたにとって、これが愛。

でも相手は、いつも離れていってしまう。

「そういうところが、重いんだよね」って。

◯束縛してしまうのは、相手に依存しているから

相手を束縛したくなるのは、自分に自信がないからではないですか？

自己イメージが低くて、自分のことが嫌い。

だから、相手に愛してもらうことで、コンプレックスや心に空いた穴を埋めようとする。これも、アルコールやギャンブルにのめり込むのと同じで、一種の依存なのです。

なかには不特定多数の相手と性的な関係をもつことで、不安をまぎらわそうとしてしまう人もいます。

○自分を幸せにするのは、あくまでも自分

前にも書いたように、ＡＤＨＤタイプは、家庭や職場でまわりの人から注意されたり怒られたりすることがよくあります。

そのたびに「どうせ私はダメなんだ」「誰からも必要とされない」などと、劣等感や無力感におそわれてきました。人に依存したくなるのは、そんな体験からくる二次的な反応かもしれません。

でも、あなたを幸せにしてくれるのは、ほかの誰かではなくあなた自身です。

人に求めるのではなく、まず自分で自分自身を立て直しましょう。

その方法のひとつが、自分のいいところを書き出すことです。

書いたら何度も読み返して、自分の良さを脳に記憶させましょう。そのうちきっと「私ってけっこういいかも！」と自信をもてるようになるはずです。

他人は変えられません。変えられるのは自分だけ。

少しずつ自信をつけて、幸せに近づいていきましょう。

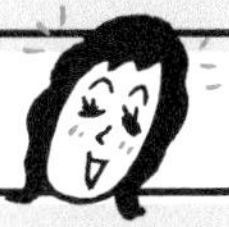

ポジティブ語に変換しよう

口癖を変える

私なんて	→	私だからこそ
すいません	→	ありがとう
でも	→	そうですね
やっぱりダメだ	→	工夫するチャンスだ
疲れたなあ	→	充実してるなあ

自分の印象を変える

おおざっぱ	→	おおらかな
飽きっぽい	→	切り換えが早い
気が散りやすい	→	好奇心旺盛
決めたことを守れない	→	フレキシブル
人見知り	→	おしとやか

Column 6

間違えやすい症状

ＡＤＨＤと似ているようで、間違えやすい症状もあります。また、併発していることもあるので注意しましょう。

ＬＤ（学習障害）

知的能力はあるのに「読み」「書き」「計算」などに極端な遅れがあること。

たとえば、「書く」のが苦手だと、漢字が書けなかったり、書類の記入を何度も間違えてしまったり。「計算」が苦手で、買い物をしてもおつりが合っているかどうかわからず、苦労する人もいます。

うつ病

食欲不振（逆に食べすぎ）、睡眠障害、将来への希望がなくなるなど、全体的にエネルギーレベルが下がってしまいます。そのため部屋を片づけられない、仕事に集中できないなどのＡＤＨＤに似た症状があらわれることも。実際にＡＤＨＤタイプのため、学校や職場でうまくいかない経験が続いて自信がなくなり、二次的な症状としてうつになってしまうこともあります。

双極性障害

気分に波があり、極端に活動的になる躁状態と、活動性が落ちるうつ状態が周期的にあらわれます。ＡＤＨＤタイプにも気分の波はありますが、その波は長くは続かず、せいぜい数時間か数日程度です。一方、双極性障害の場合は、波が大きいことに加え、2週間程度続くのが特徴です。

7章

「ヘトヘト脳」をなんとかしたい！

「疲れ」「体調不良」の処方箋

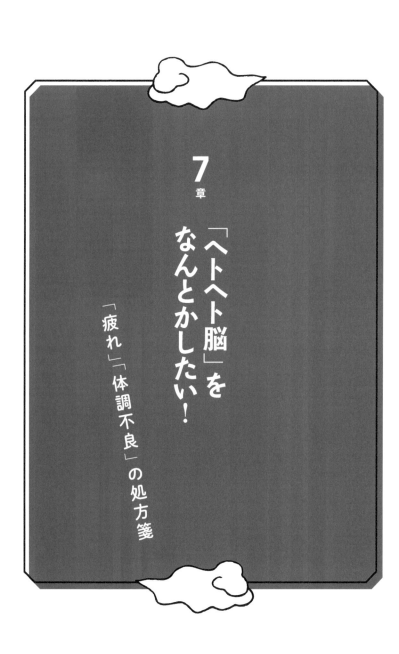

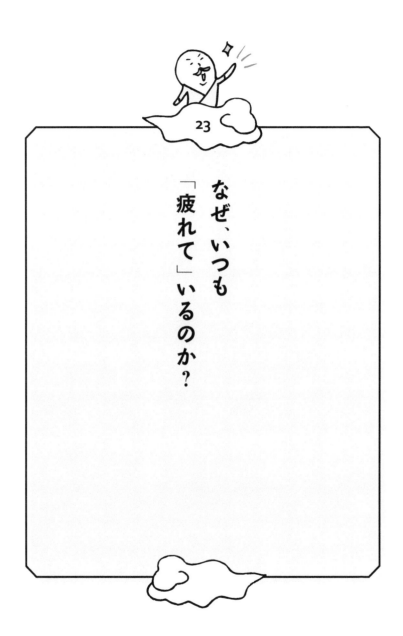

23

なぜ、いつも「疲れて」いるのか？

◯ 身体の悲鳴に気づけない

昨夜は会社で徹夜仕事。

ふと窓の外を見れば、もう朝……。

首を回せばポキポキ、肩もバンバンに張っている。

おまけにデスクを離れたとたん、立ちくらみ。

そのときになってやっと、「昨日の晩からなんにも食べていなかった」と気づくのです。


ＡＤＨＤタイプは飽きっぽい一方で、前にも書いたように「好きなこと」「やりたい」ことならのめり込みます。追いつめられるとがんばります。

しかも、そののめり込み方も半端じゃありません。

食事をとるのも忘れちゃう。

トイレへ行きたいのもギリギリまで気づかない。

「疲れた」という感覚すら、わからなくなってしまうこともあるのです。

仕事以外でも、好きなギターを練習し始めたら腱鞘炎になるまでやる。

編み物をやり始めたら完成するまでやめられず、意識がもうろうとしてしまう。

こういうところは、過集中しやすいアスペルガータイプの脳のクセが混合しているかもしれません。

いずれにしても、過度な集中は、知らず知らずのうちに疲れを蓄積させてしまいます。せっかく仕事をがんばっても、過労でダウン。その後何日も会社を休まなければならないのではもともも子もありません。

○休憩タイムを設定する

学生時代なら、授業と授業の間に必ず休み時間がありました。

でも、会社には昼休み以外、決まった休憩時間はありません。

「1時間やったら5分休む」など、自分で意識して身体を休ませるようにしましょう。デスクから離れて伸びをするだけでも違います。許されるなら、屋上などへ出て深呼吸をして、集中しっ放しの神経をときほぐしましょう。

また、自分ではどこも悪くないと思っても、定期的に健康診断を受けたり、マッサージに通うなどのメンテナンスを心がけることも大切です。

「ちょっと体調が悪いかな」というときは、家に帰って休む、趣味の集まりを遠慮する……など調整も必要。

睡眠を確保して、こまめに体調を整えていきましょう。

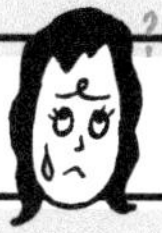

「いつもダルい」から抜け出す方法

- 仕事のスケジュールに「息抜き時間」も組み込む
- マッサージやヨガなど
「身体をメンテナンスする時間」をもつ
- 明日できることは、「明日でOK」と考える
- 思い切って「1日何もしない日」をつくる
- 「夜外出するのは週3回」までなど
スケジュールのルールを決める
- 予定は予定。思い通りにいかなくても、クヨクヨしない
- 「今疲れてるかな？」などと身体に聞いてみる習慣をもつ
- 定期的に人間ドック、健診を受ける
- 「今休んでおかないと、後々効率が悪くなる」という
視点をもつ
- バランスの良い食事を心がける

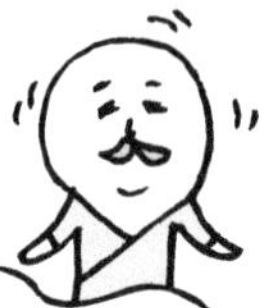

24

ADHDタイプに起こりがちな、「不眠」と「寝坊」

○宵っ張りの朝寝坊

目覚ましが鳴っているのにも気づかず、爆睡。
ハッと飛び起きたときは、「しまった。遅刻だぁ！」
大あわてで支度して走って、会社へはなんとかすべり込みセーフ。
けれど、出社しただけで疲れてボンヤリ。
そんな態度を上司に叱責されて、気分がよけいにダウンしてしまいます。
朝はたいていこんな感じ。
スッキリ爽やかな同僚がうらやましい。
どうして私だけ、朝起きられないの？

起きられないのは、寝ていないから。単純なお話です。
明け方までゲームやネットで遊んでしまう。
友だちとＬＩＮＥで延々恋愛相談。
ＤＶＤや小説に夢中になったら、結末が気になってやめられない。
あなたも、そんな夜を過ごしていませんか？
ちょっと考えれば、「明日起きられないから、もうおしまいにしたほうがいい」「また遅刻して怒られるよ」など、〝寝たほうがいい〟理由がわかるはず。

でも、脳の前頭前野の機能が十分に働かないADHDタイプには、これがむずかしいのです。

だから、子どもの頃から宵っ張りの朝寝坊。このクセが大人になった今もなかなか抜けません。邪魔をする人もいなくなり、さらに助長されてしまう……なんてこともあるでしょう。

◯いい眠りは脳のクスリ

睡眠不足は、脳にも身体にも大敵です。

まずは、規則正しい生活リズムをつくりましょう。

起床時間、就寝時間だけでなく、食事やお風呂の時間なども決めておくといいでしょう。また、テレビやゲーム、読書などの楽しみを切りあげる時間も設定してダラダラしないこと。脳が興奮状態のままでは、なかなか寝つけません。せめてベッドに入る前の1時間くらいは静かなリラックスタイムにしたいものです。

いい眠りは脳の疲れをとり、明日もしっかり脳が働けるようリセットしてくれます。7時間はしっかり寝て、元気な毎日を過ごしましょう。

ベッドに入る時間もアラームを鳴らす

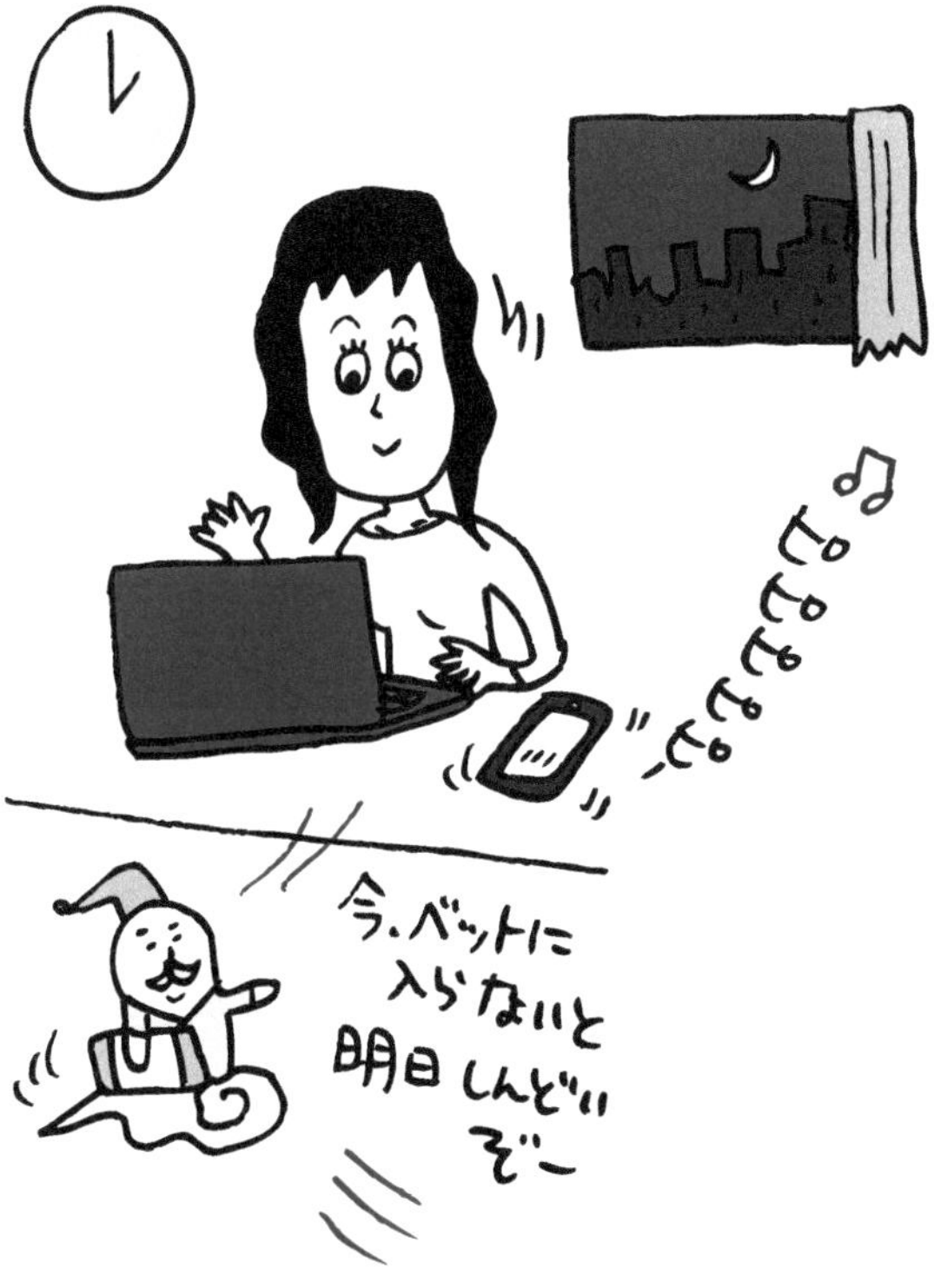
ピピピピピー
今、ベットに
入らないと
明日しんどい
ぞー

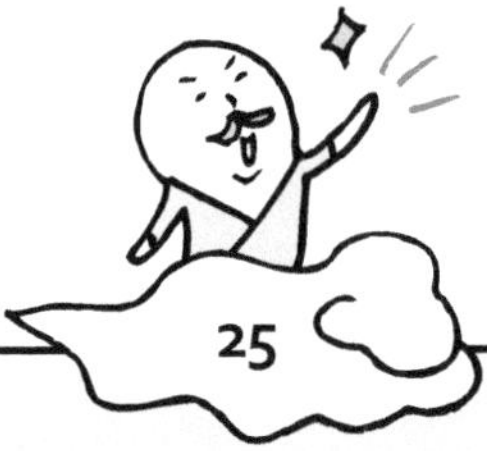

25

ダイエットできないのも、脳のクセが原因!?

◯モノも体重も減らせない

夕飯をつくるのはめんどうだから、テイクアウトのファストフード。

その後は、ベッドに寝転がってマンガを読みながら、スナック菓子をペロリと1袋。

あ〜、これが至福の時間！

でも、ただでさえ片づかない部屋には、お菓子の空き袋やら宅配ピザの空き箱が散乱し、飲みかけのジュースが転がっている。

いつの間に、こんなに食べたり飲んだりしたんだろう……。

部屋の汚さ、節操のない食生活、贅肉がついてしまった身体。

すべてがだらしなさのあらわれかと思うと、激しい自己嫌悪。

◯まずは1・5キロ痩せよう

だらしないのはあなたじゃなくて、勝手に「食べたい、飲みたい」の欲求を優先させちゃうあなたの脳！

だから、そんなに自分を卑下しないでください。

くよくよ悩んで心のエネルギーを無駄づかいするくらいなら、その分を、ダイエットに回して、脳も身体もリセットしましょう。

贅肉が減れば、モノが減り、心のストレスもきっと解消するはずです。

ただ、これまでのように目先の楽しさだけを追っていては、変われません。今はグッとがまんして、ダイエット計画を立てましょう。

あまり大きな目標を掲げても、途中で挫折してしまいます。まずは「1カ月後に1・5キロ痩せた私」を目指してがんばりましょう。

ADHDタイプは、カロリー計算のようなめんどうなことは苦手です。

だから、ダイエット方法も気合いを入れず簡単シンプルに。

たとえば、「1食だけ抜く」「炭水化物だけ抜く」「夜8時以降は食べない」。

忘れっぽいタイプなので、自分が思い出せる範囲でダイエットしましょう。

それに「片づけしながら」などの〝ながら〟ダイエット、もいいかもしれません。

「片づけしよう」「あ、ダイエットもだ」と自分で「ダイエットのアラーム」をかけることができるからです。

最初に500グラムでも痩せた喜びを味わえれば、あとは弾みがついてがまんも楽しみに変わるはずです。

脳の誘惑に負けないように、ダイエット仲間をつくって食べた物や体重を報告し合うのもおすすめです。

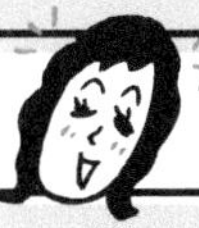

ダイエットは次の3つがポイント

ポイント **1**

ダイエットしてることを
1日中忘れない

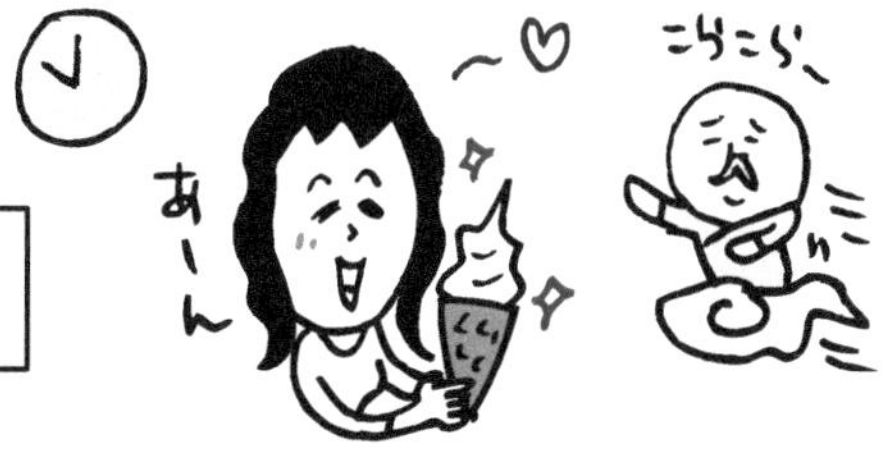
あーん
こらこら

ポイント **2**

言い訳はやめる

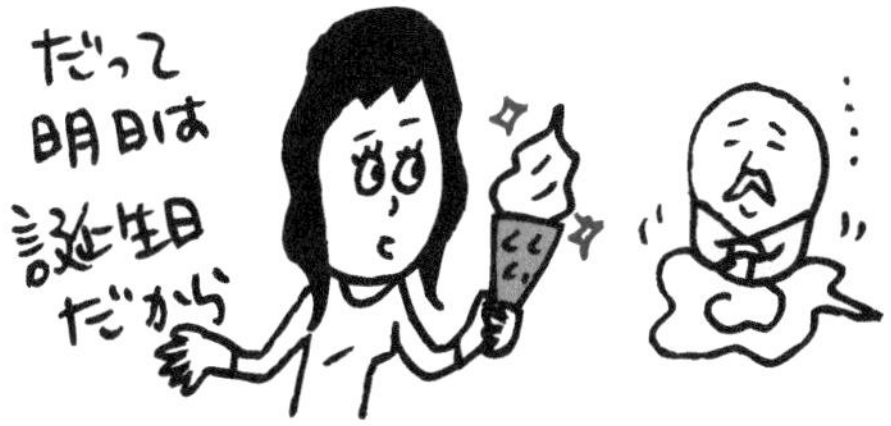
だって明日は誕生日だから
…

ポイント **3**

成功した姿を
イメージする

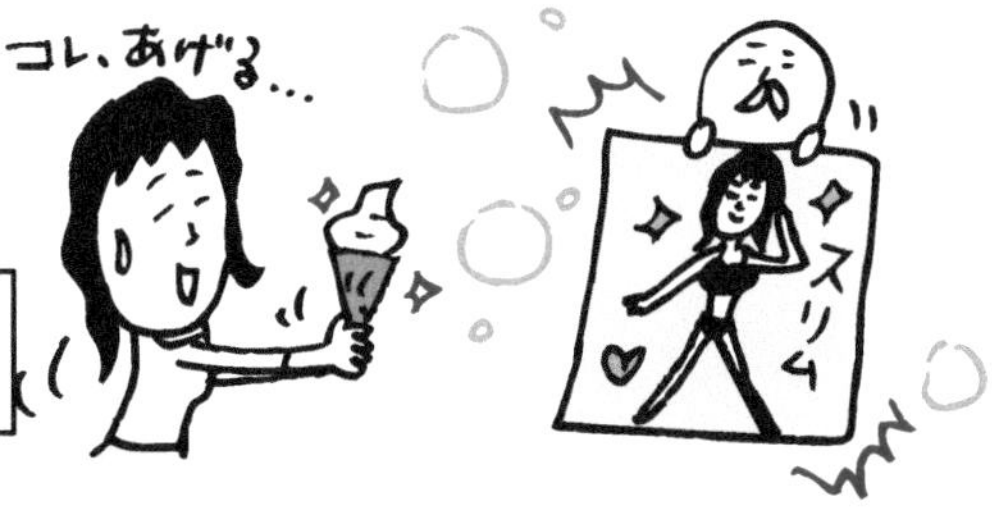
コレ、あげる…
スリム

Column 7

心をラクにする思考法

一度のミスで「私っていつもこう……」などと落ち込んでいませんか？

ネガティブな思考のクセは、気づいたときにストップさせて心をラクにしましょう。

● **「私っていつもこう」**

↓「いつも」と拡大解釈せず、「たまたま今日はそうだった」と部分でとらえます。

● **「家中を片づけるつもりだったのに、あんまりできなかった」**

↓ものごとを「できた」か「できなかった」かの白か黒かで考えない。１００％じゃなくても、その間の30%できればＯＫ！

● **「私のせい」**

↓部長の機嫌が悪いのや、先輩が舌打ちしたのはほかに理由があるかもしれない。なんでも自分と関連づけるのはやめましょう。

● **「～すべき」**

↓義務だと思うとやる気がなくなってしまいます。「～すべき」と思ったら「～したい」と言い換えてみましょう。

「洗濯しなきゃ」は、「今日はいいお天気だからお洗濯したい！」という具合です。

● **「こんな会社辞めたい」**

↓感情にとらわれず、ソンかトクかで考えてみる。「今やめたらボーナスがもらえないからソン」など、客観的な事実が大事です。

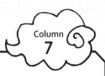

8章

「トラブル脳」をなんとかしたい！

「人づき合い」の処方箋

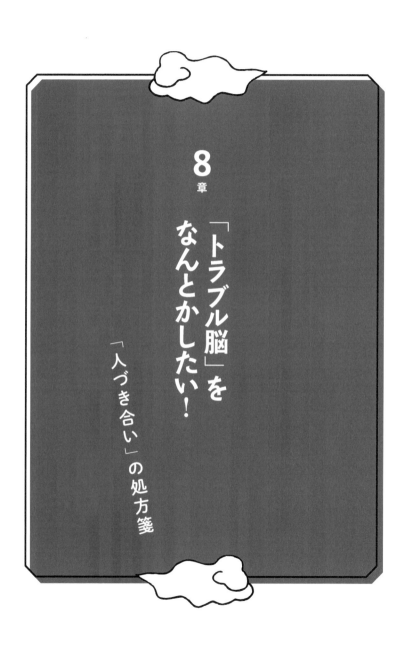

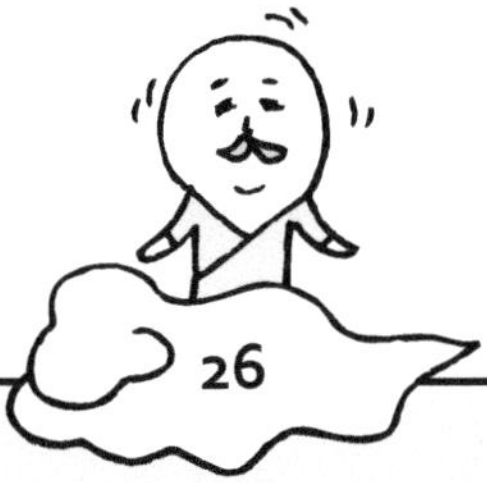

26

人に合わせるのがつらい……

◯団体行動が苦手

「社員旅行は全員参加のこと！」

こんな社内メールが回ってきて、気分がすっかりブルーに。

なにしろ子どもの頃から、みんなと足並みをそろえるのが苦手なのです。

遠足ではよく〝プチ行方不明〟になって先生に叱られたっけ。

集合時間も忘れちゃうか、間に合わない。

協調性がない人、自分勝手な人。

しょっちゅうそんな言葉も投げつけられた。

ただほかの人とペースが違うだけなんだけどなぁ。

こんな私がみんなと連れ立って観光スポット巡り？

仲良く一緒に温泉につかってまったり？　うわぁ、無理かも……。

◯会話についていけない

社会性が身につきにくく人間関係が不器用なのは、どちらかといえばアスペルガータイプの特徴だといわれています。

ただ、ADHDタイプのなかには、そんなアスペルガー的な特性を併せもつ人もいます。団体行動が苦手なあなたも、そうした併存型かもしれません。

きれいな景色？　興味ないな。それより私は美術館へ行きたい。

あー、お腹空いた。みんなまだごはん食べに行かないの？　早く、早く！

とこんな調子で、つい人を急かしたり、自分だけ別行動をとってしまうこともあるでしょう。

また、刺激に反応しやすいため、大勢の人と一緒にいると、いろいろな会話をいっぺんにキャッチして混乱してしまう人もいます。

誰にどう反応していいかわからず、会話についていけなくなるのです。

そのため、団体行動の後はドッと疲れてしまいます。

○ べったり一緒じゃなくていい

無理してつき合ってもお互い楽しくありません。少しでも別行動の時間をとることで心にもゆとりをもたせましょう。

たとえば友人グループでの旅行なら、「見たいところがあるから、半日だけひとりで行動するね」などと話してみては？　心配しなくても、理解してくれるはずですよ。

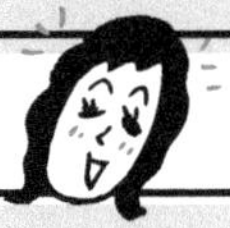

ひとり時間を確保する

友だちづき合い

- 誘われても気が向かなければ断ってOK
- 旅行では別行動の時間を予定に組み込む
- ひとりで行動しやすくなるように、3人以上で出かける
- 依存してくる友だちからは距離をとる
- 相手のペースを考えるクセをつける

会社の人づき合い

- 飲み会は「ごめんなさい!予定があって」と爽やかに断る
- いったん断ったら、「やっぱまずかったかな」などと罪悪感をもたない
- どうしても参加しなきゃいけない場合は、仕事だと割り切る
- 「お酒が苦手で」「タバコの煙に弱くて」など日頃からアピールしておく
- ランチのお誘いは「用事があるので」と方便を使う

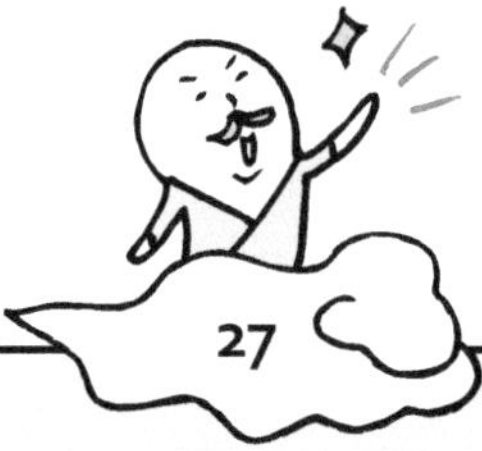

27

よけいなひと言を言ってしまうのは、なぜ？

○嫌われるようなことを衝動的に言ってしまう

相手が傷つくことを平気で言ってしまう。

その場にふさわしくない発言をして、周囲を凍らせてしまう。

「空気が読めないやつ」とひんしゅくをかう。

こうした対人スキルの未熟さは、前の項目と同様、やはりアスペルガー的な特質と似ています。確かに、思ったことを衝動的に言ってしまうところは両者とも同じ。

ただ、アスペルガータイプが、自分の発言でなぜ人が傷つくのかわからないことが多いのに対して、ＡＤＨＤタイプは、人の気持ちがわからないわけではありません。

わかっているのに、考えるのをスコンと忘れ、反射的に言葉を出してしまうのです。

ですから、「しまった！」と気づいて、反省モード。

でも、いくら反省しても、言われたほうはやはり気分がよくありません。

○〝愛されキャラ〟を目指そう

根は悪くないし、人を傷つけたいわけじゃない。

なのに、こんなことで嫌われてしまうのはもったいないですね。

でも、後先考えず言ってしまうのは、なかなか直せない脳のクセ。だとしたら、そこを矯正するより、べつの対策を考えましょう。
たとえば、ちょっとした失言程度なら「まぁ、あいつならしようがないか」と許してもらえるようなキャラクターをつくっておくのはいかがですか？

- 明るく挨拶する
- 人のイヤがる仕事を引き受けたり、手伝ったりする
- 旅行に行ったらお土産を忘れない

などを心がけてみるのもよいでしょう。

ＡＤＨＤタイプのなかには、饒舌で、ギャグや笑いで人に気に入られようとする「クラウン（道化）タイプ」の人もいます。

けれど、そうした道化のノリは、逆に「軽い」「調子にのっている」とネガティブに受け取められることもあります。

とくに職場では、あまり大げさなキャラクターづくりはしないこと。あくまでも自然にフラットに。そして、もしも相手を傷つけてしまったと思ったら、まずは誠実にあやまるのが大切なことは言うまでもありません。

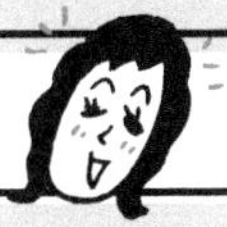

ADHDタイプの人間関係対策

- あいさつをしっかりして
「感じのよさ」をアピールする

- 「あいつならしょうがないか」と言われる
愛されるキャラを目指す

- 「クラウンタイプ」になるのは避ける

- 相手を傷つけたら、素直にあやまる

- 合わない人とは距離をとる

- 仕事に支障がなければ、仕事仲間とは
仲良くなくてもOKくらいの気持ちでいる

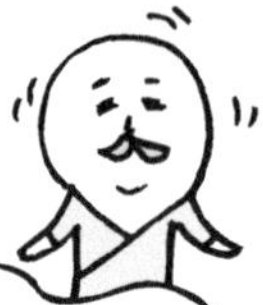

28

家族との関係に悩んでしまう

○子どもにキレてしまって……

「あれもこれも」一度にいくつものことをさばくのが苦手なＡＤＨＤタイプのお母さんにとって、家事や子育ての毎日はとても大変です。とくに忙しい朝は、戦場のようなもの。食べるのが遅い、牛乳やジュースをすぐこぼす、支度が遅い……。

そんな子どもの姿に、ついカッとして感情的に叱り飛ばしてしまうこともあります。

「何やってるの！」「早くしなさい！」

あまりの剣幕に、子どもはただおびえて固まるばかりです。

夫は夫で、「オレのハンカチどこ？」「ワイシャツにアイロンかけてないじゃないか」「出張だっていっただろ」などと朝から不機嫌です。

ただでさえ片づけベタや家事の段取りの悪さで、夫をイラつかせてばかり。そう思うと、「どうしよう、どうしよう……」「もう、無理！」「いいかげんにして！」とパニック。ドタバタするだけでからまわりしたり虚脱したり、ストレスでよけい子どもを叱ってしまうという悪循環も起こりがちです。

○優先順位は、家事より子ども

子どもはほめて育ててこそ、すくすくといい子に成長するものです。

感情的に叱責しても、何ひとつ効果はありません。

まずはそれを胸に刻んで、子どもとやさしく向き合っていきましょう。

子育て期は、家事より子ども優先でいいのです。少しくらい片づかなくても、夫に迷惑をかけても、今は仕方ありません。

あなたは毎日がんばっています。罪悪感をもたなくてもいいんですよ。

また、夫とはよく話し合って、できる限りサポートしてもらいましょう。

- 出勤の支度は前日の夜のうちにすませてもらう
- 朝食づくりは夫に担当してもらう
- ゴミ出しをお願いする
- 出張など特別な予定がある場合は、早めにカレンダーに書き込んでもらう

など、その程度のことでも大助かりですよね。

ひとりでゆっくりくつろぐ時間も大切です。土日には、短時間でも夫に子どもの面倒をみてもらうなどして、思い切りリフレッシュしましょう。

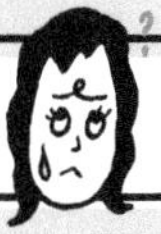

パートナーがADHDタイプなら?

- 責めるのでなく、分担して手伝う
- 相手の人格を否定しない
- いいところをいつも思い出す
- ささいなこともほめて励ます
- 「なんでこうなの?」と怒らない
- 「悪いのはパートナーでなくADHD」と思う
- ちょっとした失敗は笑って楽しんでしまう
- こうじゃなきゃと決めつけるのをやめる

おわりに

気になるところを、ちょっとだけ変えてみる

ＡＤＨＤといえば、「片づけられない人」だと思う人も多いでしょう。

片づけって大変。

だけど実は、頭のなかの散らかりを整理整頓するのに比べたら、見えるものを片づけることはずっと簡単なのです。

「ＡＤＨＤ脳」の人は、始める、終わる、切り替える、全体を見通すなどが上手にできません。

だから「締め切りを守る」「待ち合わせに遅れない」など、時間とうまくつき合うのが苦手。本書でお話ししてきましたが、いろんなことを覚えておいて、必要なときに思い出す等、記憶をコントロールすることがうまくできないのです。

それ以外にも、イライラ、クヨクヨ、グズグズ……してしまい、心が思ったように働いてくれません。こうした心を、程よくメンテナンスすることはもちろん、体重調整や健康管理もうまくいきません。

なぜなら、頭のなかがとっ散らかっているから。脳の動きはまわりからは見えないけれど、実はあなた自身が一番よく知っているはずです。

そんなちょっぴりてこずる「ADHD脳」のあなたが、さまざまな悩みを解決できるように、私はこの本に取り組みました。

本書を参考に、あなたが一番気になるところをちょっとだけ変えてみる。

そのことに、ぜひ、チャレンジしてください。

もしどこかひとつ変えることができたら、きっと自分自身へのポイントアップにつながります。するとと良い循環が生まれてくるでしょう。

これまでむずかしかった、何か大事なことを始めること、やめること。

それを続けること。完了すること。

あなたにもきっとできます。

できる自分を信じて、スタートを切ってみてください。

司馬理英子

あなたのあらゆる「困った！」がなくなる

「ADHD脳《のう》」と上手《じょうず》につき合《あ》う本《ほん》

2015年 8 月 31 日　　初版発行
2024年 8 月 8 日　　18刷発行

著　者……司《し》馬《ば》理《り》英《え》子《こ》
発行者……塚田太郎
発行所……株式会社大和出版
東京都文京区音羽1-26-11　〒112-0013
電話　営業部03-5978-8121／編集部03-5978-8131
https://daiwashuppan.com

印刷・製本……株式会社デジタルパブリッシングサービス
装幀者……斉藤よしのぶ
装画者……斎藤ひろこ（ヒロヒロスタジオ）

ISBN978-4-8047-6255-5